Zur
medicinischen Statistik
des preussischen Staates.

(Nach den Acten des statistischen Büreau's für das Jahr 1846.)

Von

Dr. **S. Neumann,**
pr. Arzte in Berlin.

(Aus dem Archiv für pathologische Anatomie und Physiologie und für klinische Medicin III. 1.)

Berlin, 1849.

Druck und Verlag von G. Reimer.

Vorwort.

Indem wir den vorliegenden besondern Abdruck dieser Blätter, deren Inhalt mit den allgemeinen, die Gegenwart bewegenden Fragen zusammenhängt, der Oeffentlichkeit übergeben, statten wir unsern verehrten Collegen, den Herren Virchow und Reinhardt für die freundschaftliche Bereitwilligkeit, mit der sie unserer Arbeit, die schon längere Zeit zum Drucke bereit war, in ihrem Archive eine so gastliche wie ehrenvolle Stelle eingeräumt haben, unsern besten Dank ab. Wir benutzen diese Gelegenheit zugleich, um unserem Danke für die sehr freundliche Zuvorkommenheit, mit der uns die

Herren Beamten des statistischen Büreau's die Einsicht der Acten verstatteten, die Erklärung hinzuzufügen, dafs wir natürlich die richtige und zuverläfsige Benutzung derselben für die von uns aufgenommenen Data persönlich vertreten.

Berlin, d. 31. Mai 1849.

Der Verfasser.

Inhalt.

I. Die öffentliche Gesundheitspflege ist Pflicht des Staates.

Unter den Institutionen des neuen Staates wird die öffentliche Gesundheitspflege in erster Reihe eine berechtigte Stelle einnehmen. Nachdem das formale Feudal-Staatsrecht gestürzt und das Recht des Eigenthums keinen Grund staatlicher Berechtigung mehr bildet, nachdem das natürliche Recht des Menschen verkündet und die Mitgliedschaft in der Menschengattung der legitime und einzige Titel aller gesellschaftlichen Rechte und Pflichten geworden, bedarf es für unsere Behauptung keiner längern Begründung. Ein Staat, der aus dem organischen Verband gleichberechtigter menschlicher Individuen entstanden, ein Staat, der in der Gesammtheit dieser Individuen die Quelle aller Macht, das Ziel aller Thätigkeit anerkennt, kann keinen andern Zweck haben als die Wohlfahrt Aller. Diese Wohlfahrt, begründet auf die normale Entwickelung des Menschen nach den Gesetzen seiner eignen Natur, ist der Inhalt aller Staatskunst, welche keine andere Normen anerkennt — als die, welche die Grundsätze der Humanität zu verwirklichen vermögen. Ist die

Freiheit das Recht des Einzelnen, die Anerkennung der freien Persönlichkeit die Garantie der Individualität, so ist die Gleichheit das Recht Aller, in Allen ist die menschliche Natur als der gleiche Grund ihres Menschenrechts anerkannt, Allen sind die allgemeinen nach der Norm ihrer eigenen Natur nothwendigen Bedingungen menschlicher Entwickelung gewährleistet.

Der Glaube an dieses ewige Recht des Menschen, an die eigene Berechtigung der Menschennatur, an die mögliche und nothwendige Entwickelung im Individuum und in der Gattung, immer tiefer im Bewufstsein Aller und Jedes wurzelnd, hat eine neue sittliche Weltanschauung erzeugt; sehnsuchtsvolle Hoffnung auf Erfüllung erfüllt die Gemüther; und schon beginnt die neue Gesellschaft ihre unendliche Arbeit, um neue Gestaltungen zu erzeugen, die, entsprungen aus dem Rechte der Freiheit und Gleichheit, diese Quelle, welche das Gesetz der Liebe ist, offenbaren werden. Das Gesetz der Liebe ist die unerschütterliche Garantie unserer socialen Zukunft; die Gesellschaft, welche diesem Gesetze gehorcht, wird der schaffenden Kraft nicht entbehren, um Institutionen zu begründen, welche dem socialen Inhalte des Lebens den menschlichen Charakter verbürgen.

Wie mannigfach auch diese Institutionen nach Form und Inhalt erscheinen werden, sie werden nothwendig durch ihren obersten Grund, die Wohlfahrt Aller auf die normale Entwickelung der Menschennatur nach ihrem eigenen Gesetze zu begründen, auf das innigste zusammenhängen. Das Leben und zwar das normale Leben d. h. die Gesundheit ist die ursprünglichste und allgemeinste Bedingung für die naturgemäfse Entwickelung des Menschen, welche seine Wohlfahrt begründen soll. Es ist klar aus der Gleichheit, dem Rechte Aller, dafs es Pflicht der Gesammtheit ist, einem Jeden die Möglichkeit dieser zu seiner Wohlfahrt nothwendigen Entwickelung zu gewährleisten. Es bedarf eben so wenig eines Beweises, dafs wie die Gesundheit, die primitive Bedingung der individuellen Entwickelung, zugleich die Bildung d. h. die Entwickelung des Geistes, also die wirkliche Wohlfahrt des

Einzelnen bedingt, die Entwickelung und Wohlfahrt der Gesammtheit, d. h. der Staatsgesellschaft von der Gesundheit Aller und der Einzelnen abhängt. Es wird daher eine Institution, deren Zweck es ist, das Leben und die Gesundheit (sowohl der Einzelnen als der Staatsgesellschaft), als die Grundbedingung aller menschlichen Thätigkeit und alles menschlichen Genusses, in ihrer normalen Entwickelung zu fördern, dieselben vor Hemmnissen zu schützen und wenn sie gefährdet, zu retten, in erster Reihe ihre berechtigte und nothwendige Stelle einnehmen. Deshalb dürfen wir nicht anstehen, zu behaupten: „die öffentliche Gesundheitspflege ist eine Pflicht der Staatsgesellschaft.“ Wir wissen, dafs die thatsächliche Anerkennung dieser Pflicht, deren Uebung natürlich die Gränzen menschlicher Macht nicht überschreiten kann, gleich bedeutend ist mit der Garantie gesundheitsgemäfser Existenz für jedes Mitglied der Staatsgesellschaft, wir wissen, dafs mit der bewufsten Anerkennung dieser Pflicht die Staatsgesellschaft als eine sittliche Gemeinschaft sich solidarisch verpflichtet, Jedem seiner, zu menschlichem Wohlsein gleichberechtigter Mitglieder die Fähigkeit dieses Ziels durch seine naturgemäfse Entwickelung zu sichern, zu gewährleisten. Alle Institutionen des Staates müssen desselben bewufsten Zweckes inhaltsvoller und förmlicher Ausdruck sein. „Das Leben des Menschen ist unverletzlich, Jedem ist seine menschliche Existenz d. h. die Fähigkeit seiner normalen Entwickelung gewährleistet,“ mufs auch der leitende Gedanke unserer Institution sein; als bewufste Anerkennung dieses Gedankens durch dieselbe verlangen wir die feierliche Erklärung der Staatsgesellschaft: Die öffentliche Gesundheitspflege ist Pflicht der Staatsgesellschaft.

II. Die medicinische Wissenschaft ist eine sociale Wissenschaft.

Nachdem durch den leitenden Gedanken der Staatszweck der Institution ausgesprochen, wird der Inhalt derselben, ihre

Ausdehnung und die Mittel, denselben praktisch zu verwirklichen, durch die Wissenschaft nach Maafsgabe der ihr inwohnenden Macht festgestellt werden müssen.

Als wir bereits vor einem Jahre in unserer Schrift „die öffentliche Gesundheitspflege und das Eigenthum" gegenüber dem Prinzipe der medicinischen Gewerbspolizei das Recht und die Pflicht der öffentlichen Gesundheitspflege behaupteten und zu vertheidigen suchten, setzten wir freilich auch damals einen vernünftigen und naturgemäfsen Staatszweck als die leitende Idee unserer Institution voraus und erklärten „dafs es Pflicht der Gesellschaft d. h. des Staates ist, Leben und Gesundheit der Bürger als Grundbedingung aller Genüsse und Wirksamkeiten zu schützen und, wenn sie gefährdet, zu retten" *).

Wenn aber in Anknüpfung an den Rechtszustand, wie er vor der Revolution bestand, die Verpflichtung der Gesellschaft zur Leistung der öffentlichen Gesundheitspflege moralisch und rechtlich aus dem Eigenthumsrechte hergeleitet, und insbesondere für die Besitzlosen der Schutz und die Sicherung ihrer Gesundheit als ihres einzigen und natürlichen Eigenthums gefordert wurde, so bedarf es von unserer Seite nach der obigen Darlegung keiner Erklärung, wie wir jetzt unsere Institution auf den wahrhaft sittlichen und ewig unerschütterlichen Boden gestellt glauben.

Möge obige auf das Menschenrecht versuchte Begründung als ein schwacher Ausdruck unserer Begeisterung für dasselbe angesehen werden; die Anerkennung der socialen Bedeutung der öffentlichen Gesundheitspflege im praktischen Leben wird nur um so mehr unser unverrückbares Ziel sein, je inniger ihre Idee mit dem Prinzipe der neuen Gesellschaft zusammenhängt. Deshalb vermögen wir auch die Behauptung nicht zu unterdrücken, dafs die Vorstellung, zunächst in der Gesundheit den Besitzlosen ihr ausschliefsliches Eigenthum zu sichern, auch heute noch nicht ohne praktische Consequenzen sei. Es

*) Die öffentliche Gesundheitspflege und das Eigenthum. Kritisches und Positives mit Bezug auf die preufsische Medicinalverfassungsfrage. Berlin 1847. S. 64 u. ff.

handelt sich um die wahrhafte Anerkennung der menschlichen Arbeit, durch dieselbe sollen Alle in den Stand gesetzt werden, Eigenthum zu erwerben, und Familien zu begründen. Wir können, beiläufig sei es bemerkt, die Logik jener, welche durch diese Anerkennung Eigenthum und Familie überhaupt vernichtet wähnen, sich selber überlassen. Wir unterlassen es ebenso, die nothwendigen politischen und socialen Consequenzen, welche dieselbe bedingt, hier weiter zu erörtern. Die öffentliche Gesundheitspflege kann zunächst nur durch eine vernünftige Medicinalverfassung verwirklicht werden. Nachdem die Geschichte gerichtet, würde es in der That vermessene Weitläufigkeit sein, nochmals eine Kritik unserer alten medicinischen Gewerbspolizei zu wiederholen, da zumal dieselbe nicht minder wie durch ihre Prinzipien auch durch ihre Resultate verurtheilt ist. In der logischen Folgerichtigkeit einer, aus ihrem vernünftigen Zwecke — der Gesundheit der Gesammtheit wie des Individuums — und dem naturgemäfsen Mittel für Verwirklichung dieses Zweckes — der Macht der Wissenschaft und Kunst — construirten, Medicinalverfassung haben die grofsen und gewaltigen Ereignisse der Zeit nichts geändert; sie haben im Gegentheil einen Grund geschaffen, der, wenn er nicht zu öder Unfruchtbarkeit verdammt werden soll, nur ein Gebäude sicher tragen wird, das durch seine gesellschaftliche Construction Allen die Gewähr gastlicher Aufnahme und schützender Hilfe darbietet.

„Wer soll diesen Bau vollführen?“ Der einstimmige Ruf „ein medicinischer Congrefs“ ist der unverkennbare Ausdruck des in allen Aerzten des Vaterlandes erwachten Bewufstseins ihrer Rechte und ihrer Pflichten.

Indem wir uns der von der Generalversammlung der Berliner Aerzte erlassenen Ansprache anschliefsen, unterlassen wir eine nochmalige Erörterung über die Nothwendigkeit und Zweckmäfsigkeit des medicinischen Congresses. Der Wahlmodus für denselben ist zwar nicht der vollkommene Ausdruck unserer Ansicht. Wir verlangten, eben weil es sich nur um die öffentliche Gesundheitspflege handeln kann und darf, eine vorzugsweise Berücksichtigung der Bevölkerung und der Flächenausdehnung, denn wenn auch die Aerzte, eben als Sachverständige, das Wahlrecht ausüben, so üben sie dieses Recht nur als Vertreter der Gesundheitsinteressen des Volkes. Durch den Zusatz, dafs das ärztliche Personal in je 4 Kreisen ohne Rücksicht auf seine Anzahl doch einen Wahlkörper bilden soll, ist wenigstens indirect unserer Forderung genügt worden. Ein Nachweis, wie gewaltig die verschiedenen Kreise des Landes in der Gelegenheit, sich ärztliche Hilfe zu verschaffen, von einander differiren, schien uns ein Mittel, um unserer Forderung allgemeinere und vielleicht noch mehr entsprechende Anerkennung zu verschaffen. Indem durch einen Nachweis des Bestandes des ärztlichen Personals in jedem Kreise ein Anhalt für eine zweckmäfsige Wahlordnung geliefert wird, mufs aus demselben sich zugleich ergeben, ob wir mit unsererer Behauptung, dafs im Interesse der öffentlichen Gesundheitspflege eine entsprechende Vertretung der, von ärztlicher Hilfe fast einer barbarischen Oede gleich verlassenen, Landestheile auf dem medicinischen Congrefs vor Allem wünschenswerth und nothwendig sei, im Rechte sind. Aber wie auch immer der medicinische Congrefs zusammengesetzt sein wird, ob derselbe überhaupt berufen wird, oder ob die ministerielle Centralbehörde die Medicinalverfassung, welche eine sociale Organisation der öffentlichen Gesundheitspflege verbürgen soll, berathen und schaffen wird — wir überlassen die Thatsachen, die wir beibringen, ihrem eigenen Gewichte und sind überzeugt, dafs sie ihren Schwerpunkt nicht verfehlen werden.

Mögen diese Thatsachen an sich für nicht genügend an Anzahl und Bedeutung erachtet werden, mögen die Schlüsse, welche wir aus denselben ziehen wollen als unbegründet erscheinen, ihr statistischer Werth wird nicht bestritten werden können, und die vorgetragenen Hypothesen können durch die angeregte Kritik nur dazu dienen, der Wahrheit ihr Recht zu verschaffen. Die überall nachsichtsvolle, zum Theil gewichtige Anerkennung, welche unserem ersten Versuche für die Begründung einer öffentlichen Gesundheitspflege nach socialen Grundsätzen zu Theil geworden ist, hat unsern Eifer, den socialen Aufbau der neuen Medicinalverfassung nach Kräften zu fördern, nur erhöht und wir halten uns verpflichtet, unseren früheren Behauptungen durch Thatsachen eine neue und sichere Stütze zu geben. Wir haben deshalb die Mühe nicht gescheut, welche die ungewohnte Beschäftigung einer trockenen Zahlenrechnung uns verursachte. Ob sich die Betrachtung, welche wir an die Resultate knüpfen, als beachtenswerth erweisen mag oder nicht, der Ansicht hoffen wir dadurch eine gröfsere und allgemeinere Geltung zu verschaffen, dafs die Gesellschaft, bisher mit der Schaale und dem Scheine sich begnügend, nicht eher die Früchte der medicinischen Wissenschaft und Kunst geniefsen wird, als von ihr in der Wirklichkeit es anerkannt sein wird, dafs die medicinische Wissenschaft ihrem innersten Kern und Wesen nach eine sociale Wissenschaft ist.

III. Die Sanitätsanstalten im ganzen preufsischen Staate.

Unter dieser Aufschrift sind in den Mittheilungen des statistischen Büreaus die allgemeineren Resultate der amtlichen Zählung, sowohl des Heilpersonals, als der Heilanstalten im Staate dargestellt. Der wissenschaftliche wie praktische Werth dieser Mittheilungen ist allgemein, sowohl im In- wie im Auslande, von den competentesten Richtern anerkannt *). Kann es uns daher nicht einfallen, diese Anerkennung durch eine überflüssige Lobpreisung erhöhen zu wollen, so denken wir noch weniger daran, unser kritisches Talent an denselben üben zu wollen. Diese Mittheilungen dienen allgemeinen statistischen Zwecken und umfassen alle Verhältnisse des Staates in einer gleichen unpartheiischen Allgemeinheit. „Die Statistik soll die Zustände eines Staates zeigen, wie sie in einem gegebenen Augenblicke wirklich sind" **).

*) Dieterici in der Vorr. zu den statistischen Tabellen von 1843.

**) Dieterici Vorr. S. IV.

Die **allgemeine** Statistik beantwortet die Fragen über den Culturzustand **des Staates**, über seine Bevölkerung, über seinen Reichthum, über seine Einrichtungen für Bildung, Wohlstand und Gesundheit mit mathematischer Genauigkeit **im Allgemeinen**. Es berechtigt diese Antwort vollkommen zu einem Urtheil im Ganzen und Grofsen über den Staat, zu einer allgemeinen Vergleichung mit fremden Staaten.

Durchaus illusorisch aber würde ein Bild sein, das man aus dieser Abstraction von dem wirklichen Leben sich schaffen wollte. Erwägen wir einen Augenblick die allgemeinen Mittheilungen über die Sanitätsanstalten im Staate. Die Angabe, dafs im Staate durchschnittlich auf 1 Quadratmeile ein Arzt wohne, entspricht durchaus nicht der wirklichen Gelegenheit, sich ärztliche Hilfe zu verschaffen. Die angegebenen Differenzen nach den einzelnen Regierungsbezirken warnen wohl vor einer solchen Täuschung, geben aber eben so wenig ein wahres Bild von dem wirklichen Leben. Dasselbe kann nur durch die einfache Darstellung der Wirklichkeit gewonnen werden. Indem wir die **Entstehungsgeschichte** der allgemeinen Resultate liefern, wird es sich unbestreitbar ergeben, dafs die besonderen Verhältnisse in den einzelnen Gemeinden und Kreisen den allgemeineren Resultaten in den einzelnen Regierungsbezirken durchaus widersprechen. Es kommt aber bei der socilaen Organisation der öffentlichen Gesundheitspflege auf beides gleichviel an; wenn die Kenntnifs der Wirklichkeit in den kleinsten Kreisen nothwendig ist, um dem lebendigen Bedürfnisse eine inhaltsvolle Befriedigung zu gewähren, so mufs anderseits durch die Offenbarung des Ueberflusses oder Mangels in den verschiedenen Kreisen desselben Staates das Unrecht der verletzten Gleichheit durch die Pflicht der Gesammtheit aufgehoben werden.

Doch ehe wir die Consequenzen geltend machen können, mufs aus den factischen Ergebnissen erst nachgewiesen werden, ob irgend wo solcher Ueberflufs oder Mangel vorhanden. Die nachfolgenden Tabellen, welche durch ihren einfachen Inhalt das Inventarium nachweisen, welches bei der neuen Organisation der öffentlichen Gesundheitspflege als das Ergebnifs der alten Medicinalverfassung und Verwaltung sich vorfindet, werden darüber entscheiden.

Ehe wir dieselben vorlegen, seien uns noch einige Bemerkungen gestattet. Verlangte unser Zweck, die Verhältnisse des wirklichen Lebens darzustellen, die spezielle Aufführung der verschiedenen Sanitätsanstalten in jedem einzelnen Kreise, so war die Erwägung, dafs die neue Organisation der öffentlichen Gesundheitspflege getragen werden müsse von den grofsen Gedanken, welche die Gegenwart beherrschen, ebenfalls nicht ohne Einflufs auf diese Anordnung. Die Grundsätze der Selbstregierung und Selbstverwaltung, welche statt der absoluten Regierung und der büreaukratischen Verwaltung die neuen politischen Formen unseres öffentlichen Lebens bestimmen sollen, können nur, wenn sie in den kleinsten Kreisen des Lebens, in den Gemeinden und Kreisen anerkannt und ausgeführt werden, zur lebendigen und seegensreichen Wahrheit werden. Wenn ferner nicht aus Abstraction, sondern aus der unmittelbaren Anschauung der socialen Wirklichkeit über die Wohlfahrt des Volkes geurtheilt werden kann, so ist es eben so unbestreitbar, dafs, wie auch immer das Problem der socialen Frage die höchsten Staatskörper beschäftigen mag, der Scharfsinn und der gute Wille derselben in den socialen Zuständen des Gemeindelebens ihre endliche Kritik finden. Die Kenntnifs dieser Zustände an sich, ihr inniger Zusammenhang mit den allgemeinen, wie mit den politischen Formen des Gemeindelebens insbesondere, ist wünschenswerth und nothwendig für den Aufbau der neuen Staatsinstitutionen; für die Institution der öffentlichen Gesundheitspflege soll hiemit ein Beitrag derselben geliefert werden. Möge es weder hier, noch sonst wo einen Augenblick vergessen werden, dafs die wahrhafte Begeisterung für die hohe Idee der Volksherrlichkeit nur aus dem Bewufstsein entspringt, dafs dieselbe der unerläfsliche Vordersatz der Volkswohlfahrt ist. —

Die Anordnung der Tabellen ergiebt die Gesichtspunkte, aus denen wir das vorhandene Material benutzen zu müssen glaubten. Das Material selbst verdanken wir der sehr freundlichen Zuvorkommenheit der Beamten des hiesigen statistischen Bureaus; es ist den Acten desselben für die amtliche Aufnahme des Jahres 1846 entlehnt. Die Angaben über die Bevölkerung wie über die Flächenausdehnung sind nach den im Drucke veröffentlichen Mittheilungen desselben Bureaus angegeben; es sind dafür zu vergleichen: „Die Bevölkerung des preufsischen Staates nach der amtlichen Aufnahme des Jahres 1846, von Dieterici Berlin 1848" und „Neueste Uebersicht der Bodenfläche etc. der einzelnen Kreise des preufsischen Staates von Dieterici Berlin 1845." Die Bevölkerung eines Kreises und seine Ausdehnungen sind für die Gelegenheit, sich ärztliche Hilfe zu verschaffen und für die Ausübung der ärztlichen Thätigkeit so wesentliche Momente, dafs ihre Angabe Niemand überflüssig erachten wird. Uns streng auf unsern nächsten Zweck beschränkend, haben wir die Viehärzte so wie die, für einzelne technische Hilfeleistungen concessionirten, Personen nicht aufgenommen. Wichtig erscheint dagegen die wissenschaftliche Qualität des Heilpersonals; deshalb haben wir es auch bis in die einzelnen Kreise, nach derselben unterschieden, angeführt. (Vergl. darüber die Note zur 2ten Tabelle). Die Angaben über die Apotheken, Hebeammen und Krankenanstalten sind sowohl für die angeregten Verhältnisse, als für die Interessen der öffentlichen Gesundheitspflege von gleich wesentlicher Bedeutung.

Bei der Unterscheidung der Qualität des ärztlichen Personals sind die, in den amtlichen Acten angenommenen, Kategorien beibehalten, welche den gesetzlichen natürlich entsprechen. Unter den (Rubrik 1.) zur medicinischen Praxis berechtigten Civilärzten sind sämmtliche promovirte Aerzte vom Civil, ohne Unterscheidung ihrer praktischen Befugnifs, verstanden. In der 2ten Rubrik sind sämmtliche Militairärzte enthalten, welche zugleich zur Civilpraxis berechtigt sind.

Für die, in Verbindung mit dem allgemeinen Medicinalwesen zu bewerkstelligende, Reorganisation des Militairmedicinalwesens erscheint die Rubrik grade wie sie amtlich vorliegt besonders zweckmäſsig. Die andern Rubriken bedürfen keiner Erläuterung. Das gesammte Material bezieht sich auf 1846. Abgesehen, daſs die amtliche Zählung für alle Staatsverhältnisse, also auch für die Sanitätsanstalten, mit diesem Jahre schlieſst, deshalb in sich, als auch wegen der nothwendigen Beziehung auf die übrigen Verhältnisse, Bevölkerung etc., begründet ist, so ist, bei der sehr allmähligen Veränderung in den Verhältnissen des Heilpersonals, das Resultat dieser Zählung für die factischen Verhältnisse durchaus als maaſsgebend zu betrachten.

Es folgen jetzt die tabellarischen Darstellungen über die Sanitätsanstalten im preuſsischen Staate.

I. Ta

Darstellung des gesammten Heilpersonals, der den einzelnen Re

Regierungs-Bezirk.	Flächen-Raum. Geographische □Meil.	Bevölkerung.	Zahl des ärztlichen Personals.					Zahl der Apotheken.
			Civil-Aerzte.	Militair-Aerzte.	Wundärzte I. Klasse.	Wundärzte II. Klasse.	Summa.	
	1.	2.	3.	4.	5.	6.	7.	8.
1. Königsberg.	408,13	847,952	114	25	23	37	199	68
2. Gumbinnen.	298,21	632,356	43	5	14	9	71	34
3. Danzig.	152,28	405,805	66	5	10	21	102	36
4. Marienwerder.	319,41	613,300	60	16	23	17	116	52
5. Posen.	321,69	900,430	106	17	35	23	181	63
6. Bromberg.	214,83	463,969	48	-	16	26	90	32
7. Stadt Berlin.	1,27	408,502	318	41	20	51	430	34
8. Potsdam.	381,24	818,364	148	24	59	65	296	83
9. Frankfurth.	351,63	840,127	139	18	43	57	257	81
10. Stettin.	236,88	547,952	96	10	32	25	163	51
11. Coeslin.	258,43	434,140	39	14	18	15	86	27
12. Stralsund.	79,02	182,981	51	2	21	3	77	22
13. Breslau.	248,14	1,117,204	246	38	71	130	485	76
14. Oppeln.	243,06	987,318	117	17	25	43	202	49
15. Liegnitz.	250,54	912,497	124	8	47	127	306	55
16. Magdeburg.	210,33	674,082	149	14	68	122	353	55
17. Merseburg.	188,76	724,686	169	15	48	110	342	79
18. Erfurth.	61,74	343,617	72	9	18	42	141	36
19. Münster.	132,17	421,044	138	7	37	25	207	52
20. Minden.	95,68	459,833	86	9	23	26	144	54
21. Arnsberg.	140,11	564,842	155	5	32	25	217	72
22. Köln.	72,40	484,593	159	9	26	29	223	57
23. Düsseldorf.	98,32	887,614	239	16	39	60	354	120
24. Coblenz.	109,64	499,557	113	13	35	13	174	53
25. Trier.	131,13	488,699	59	9	20	22	110	40
26. Aachen.	75,65	402,617	83	5	24	21	133	42
Im ganzen Staate.	5080,48	16,112938	3137	351	827	1144	5459	1423

Anmerkung: Die Resultate für die einzelnen Regierungsbezirke ergeben vergleichen die 1ste Rubrik der 3ten Tabelle über die Geburten theile nicht berücksichtigt. Ueber die ohngefähre Schätzung, die sich das Nähere weiter unten.

be l l e.

Hebeammen und Apotheken im ganzen Staate nach gierungsbezirken.

Es wohnen auf 1 □ Meile Einwohner?	Es kommen auf einen Arzt wie viel Einwohner?	Es kommt ein Arzt auf wie viel □ Meilen?	Es kommt eine Apotheke auf wie viel □ Meilen?	Auf eine Apotheke kommen wie viel Einwohner?	Zahl der Hebeammen.	Es kommen wie viel Geburten auf eine Hebeamme?	Zahlenwerth des Mangels an Sanitätsanstalten (nach den Rubriken 10 u. 11, u. 12 u. 13) im Vergleiche zu Berlin und untereinander.
9.	10.	11.	12	13.	14.	15.	16.
2078	4261	2,05	6	12,462	537	64	19
2122	8906	4,19	8,76	18,598	362	66	25
2669	3978	1,49	4,22	11,272	224	77	16
1922	5287	2,75	6,13	11,794	334	87	20
2805	4974	1,77	5,09	14,292	406	99	18
2111	5155	2,38	6,69	14,499	217	100	23
	950			12,014	59	225	0
2147	2764	1,28	4,59	9859	734	43	15
2393	3269	1,36	4,33	10,372	927	35	14
2321	3423	1,44	4,62	10,742	356	64	17
1682	5048	3, 0	9,55	16,059	269	63	24
2316	2376	1,03	3,59	8317	168	40	10
4504	2303	0,51	3,26	14,700	811	57	13
4063	4887	1,20	4,95	20,149	672	63	22
3649	2982	0,81	4,54	16,590	784	42	21
3209	1904	0,59	3,81	12,255	784	32	12
3854	2118	0,55	2,38	9173	675	40	9
5633	2437	0,43	1,69	9544	364	35	4
3189	2034	0,63	2,53	8097	331	36	8
4840	3193	0,66	1,75	8515	410	41	3
4034	2603	0,61	1,94	7845	493	40	5
6730	2173	0,32	1,26	8501	204	88	2
9057	2507	0,27	0,81	7396	429	72	1
4583	2871	0,62	2,05	9425	437	41	7
3730	4442	1,19	3,27	12,217	862	44	11
5368	3027	0,56	1,78	9586	190	70	6
3171	2951	0,93	3,56	11042	11539	54	

sich aus der 2ten Tabelle, wegen der 15ten Rubrik dieser Tabelle ist zu und Todesfälle. Bei Berechnung der Rubriken 9 — 13 sind die Bruch- durch die in der 16ten Rubrik enthaltenen Zahlen ausgedrückt wird, ergiebt

II. Tabelle.

Darstellung der Sanitätsanstalten im ganzen preufsischen Staate nach den einzelnen Kreisen.

Namen der Kreise. 1.	Geograph. □ Meilen der Ausdehnung. 2.	Bevölkerung. 3.	Zahl des Heilpersonals nach den einzelnen Kategorien.*) 4.	Zahl des approbirten männlichen Heilpersonals. 5.	Zahl der Hebeammen. 6.	Zahl der Apotheken. 7.	Zahl der Krankenhäuser. 8.	Zahl der 1846 in denselben behandelten Kranken. 9.
Im I. Regierungs-Bezirk Königsberg.								
1. Allenstein	23,86	39,429	3 0 0 1	4	13	2	1	72
2. Braunsberg	17,91	43,674	4 2 3 2	11	27	5	2	84
3. Fischhausen	32,50	37,123	3 2 3 0	8	30	4	-	-
4. Gerdauen	15,45	32,211	2 0 1 2	5	22	2	-	-
5. Heiligenbeil	19,97	36,116	3 0 1 1	5	29	3	-	-
6. Heilsberg	20,27	43,611	4 0 0 2	6	20	2	1	10
7. Königsberg (Stadt u. Landkreis)	23,75	111,918	49 11 4 5	69	71	12	12	7089

*) Die Zahlen der 4ten Rubrik sind so geordnet, dafs die Zahl in der ersten Reihe die promovirten praktischen Aerzte, die in der 2ten die Militairärzte, die in der 3ten die Wundärzte Ister Klasse, die in der 4ten die Wundärzte IIter Klasse bedeutet, so dafs z. B. im Allensteiner Kreise 3 praktische Aerzte, kein Militairarzt, kein Wundarzt Ister Klasse, 1 Wundarzt IIter Klasse verzeichnet sind. Die Zahl in der 5ten Rubrik ergiebt sich aus der Addition der Zahlen in der 4ten Rubrik.

Namen der Kreise. 1.	Geograph. □Meilen der Ausdehnung. 2.	Bevölkerung. 3.	Zahl des Heilpersonals nach den einzelnen Kategorien. 4.	Zahl des approbirten männlichen Heilpersonals. 5.	Zahl der Hebeammen. 6.	Zahl der Apotheken. 7.	Zahl der Krankenhäuser. 8.	Zahl der 1846 in denselben behandelten Kranken. 9.
8. Labiau	24,70	44,856	2 0 1 1	4	27	2	1	19
9. Memel	19,44	46,078	7 0 2 1	10	21	4	3	361
10. Mohrungen	22,23	44,650	5 1 0 2	8	29	3	1	13
11. Neidenburg	29,61	36,621	3 0 0 1	4	22	2	-	-
12. Ortelsburg	28,52	48,575	2 1 0 1	4	28	4	1	48
13. Osterode	28,00	44,511	2 2 1 3	8	19	4	1	18
14. Pr. Eylau	21,90	43,354	2 1 2 0	5	30	3	-	-
15. Pr. Holland	15,92	36,536	3 1 2 3	9	38	2	-	-
16. Rastenburg	15,41	38,002	3 2 1 4	10	28	3	2	38
17. Roessel	14,84	38,216	4 0 2 4	10	24	4	-	-
18. Wehlau	18,15	42,906	6 1 0 2	9	35	3	2	1138
19. Friedland	15,70	35,612	7 1 0 2	10	24	4	1	4
Summa im R.-Bez. Königsberg	408,13	847,952		199	537	68	28	8894

Im II. Regierungs-Bezirk Gumbinnen.

Namen der Kreise.	Geograph. □Meilen der Ausdehnung.	Bevölkerung.	Zahl des Heilpersonals nach den einzelnen Kategorien.	Zahl des approbirten männlichen Heilpersonals.	Zahl der Hebeammen.	Zahl der Apotheken.	Zahl der Krankenhäuser.	Zahl der 1846 in denselben behandelten Kranken.
1.	2.	3.	4.	5.	6.	7.	8.	9.
1. Angerburg	17,58	31,630	1 1 1 0	3	21	1	1	110
2. Darkehnen	13,49	32,508	1 0 1 1	3	26	1	-	-
3. Goldapp	18,16	37,314	1 0 2 0	3	22	2	-	-
4. Gumbinnen	13,09	41,672	3 1 0 2	6	39	2	2	218
5. Heydekrug	18,39	32,208	2 0 0 0	2	13	2	-	-
6. Insterburg	22,02	58,964	4 2 1 1	8	41	3	1	142
7. Johannisburg	31,80	34,781	3 0 1 1	5	10	3	1	97
8. Loetzen	16,56	28,936	2 0 1 1	4	16	2	1	155
9. Lyk	19,85	34,330	2 0 1 0	3	18	1	1	79
10. Niederung	20,73	49,341	5 0 1 0	6	21	3	-	-
11. Oletzko	15,63	30,595	2 0 0 1	3	12	1	2	161
12. Pilkallen	18,91	40,237	3 0 0 1	4	32	3	-	-
13. Ragnit	21,79	46,726	3 0 2 0	5	19	3	-	-

Namen der Kreise. 1.	Geograph. □Meilen der Ausdehnung. 2.	Bevölkerung. 3.	Zahl des Heilspersonals nach den einzelnen Kategorien. 4.	Zahl des approbirten männlichen Heilpersonals. 5	Zahl der Hebeammen. 6.	Zahl der Apotheken. 7.	Zahl der Kranken. 8.	Zahl der 1846 in denselben behandelten Kranken. 9.
14. Sensburg	22,46	38,585	2 0 1 0	3	12	2	-	-
15. Stallupönen	12,42	37,560	2 0 1 1	4	28	2	-	-
16. Tilsit	15,03	55,969	7 1 1 0	9	32	3	2	253
Summa im R.-Bez. Gumbinnen	298,21	632,356		71	362	34	11	1215
Im III. Regierungs-Bezirk Danzig.								
1. Danzig (Stadt-Kreis)	23,39	66,827	27 4 5 14	50	37	12	1	4238
2. Danzig (Land-Kreis)		62,895	4 0 1 1	6	36	2	2	948
3. Elbing	12,91	55,234	10 1 1 3	15	31	7	-	-
4. Marienburg	15,13	53,657	9 0 1 0	10	42	6	1	181
5. Carthaus	26,07	39,441	1 0 0 1	2	17	1	-	-
6. Stargardt	25,50	50,002	8 0 1 0	9	25	3	1	10
7. Neustadt	26,33	47,180	5 0 0 2	7	21	3	1	23
8. Behrend	22,95	30,569	2 0 1 0	3	15	2	-	-
Summa im R.-Bez. Danzig	152,28	405,805		102	224	36	6	5400

Namen der Kreise. 1.	Geograph. □Meilen der Ausdehnung. 2.	Bevölkerung. 3.	Zahl des Heilpersonals nach den einzelnen Kategorien. 4.	Zahl des approbirten männlichen Heilpersonals. 5.	Zahl der Hebeammen. 6.	Zahl der Apotheken. 7.	Zahl der Krankenhäuser. 8.	Zahl der 1846 in denselben behandelten Kranken. 9.
Im IV. Regierungs-Bezirk Marienwerder.								
1. Conitz	41,62	49,529	4 1 1 0	6	31	4	-	-
2. Deutsch Crone	39,03	50,204	9 0 3 1	13	35	6	1	36
3. Culm	16,27	43,698	3 2 1 1	7	19	3	1	224
4. Flatow	27,93	48,747	4 0 3 0	7	29	5	-	-
5. Graudenz	15,81	47,195	4 2 3 0	9	23	4	1	282
6. Loebau	18,11	36,936	1 0 1 0	2	15	2	-	-
7. Marienwerder	17,31	56,825	9 1 1 1	12	44	5	3	135
8. Rosenberg	18,92	43,506	5 6 1 4	16	30	5	-	-
9. Schlochau	38,88	43,529	2 0 5 1	8	25	5	1	117
10. Schwetz	29,01	56,481	4 1 2 2	9	22	2	1	80
11. Strasburg	24,47	49,740	4 0 1 2	7	20	4	1	50
12. Stuhm	11,51	35,482	3 0 1 1	5	18	2	-	-
13. Thorn	20,51	51,428	8 3 0 4	15	23	5	1	407
Summa im R.-Bez. Marienwerder	319,41	613,300		116	334	52	10	1331

Namen der Kreise. 1.	Geograph. □Meilen der Ausdehnung. 2.	Bevölkerung. 3.	Zahl des Heilpersonals nach den einzelnen Kategorien. 4.	Zahl des approbirten männlichen Heilpersonals. 5.	Zahl der Hebeammen. 6.	Zahl der Apotheken. 7.	Zahl der Krankenhäuser. 8.	Zahl der 1846 in denselben behandelten Kranken. 9.
Im V. Regierungs-Bezirk Posen.								
1. Adelnau	16,83	52,250	3 0 2 0	5	22	1	1	76
2. Birnbaum	25,01	41,441	6 0 3 0	9	22	3	-	-
3. Bomst	19,26	48,513	1 1 3 1	6	26	4	1	1
4. Buk	16,77	49,398	7 0 1 2	10	22	4	-	-
5. Fraustadt	17,96	57,690	9 3 5 3	20	32	6	2	-
6. Kosten	21,20	53,174	5 0 3 1	9	21	2	-	-
7. Kroeben	19,09	69,704	8 1 3 2	14	25	5	2	40
8. Krotoschin	17,60	62,066	9 2 1 2	14	23	6	-	-
9. Meseritz	22,78	39,092	4 1 1 0	6	24	4	1	26
10. Obornik	20,62	43,451	4 0 1 1	6	21	3	-	-
11. Pleschen	19,12	59,296	4 0 1 2	7	18	2	1	24
12. Posen	19,68	89,487	27 7 3 5	42	60	8	6	3459
13. Samter	19,10	43,067	5 1 1 0	7	21	4	1	147

Namen der Kreise. 1.	Geograph. □ Meilen der Ausdehnung. 2.	Bevölkerung. 3.	Zahl des Heilpersonals nach den einzelnen Kategorien. 4.	Zahl des approbirten männlichen Heilpersonals. 5.	Zahl der Hebeammen 6.	Zahl der Apotheken. 7.	Zahl der Krankenhäuser. 8.	Zahl der 1846 in denselben behandelten Kranken. 9.
14. Schildberg	17,43	57,532	4 0 4 0	8	16	3	3	127
15. Schrimm	18,63	51,280	5 1 1 1	8	22	3	-	-
16. Schroda	18,58	45,915	2 0 1 3	6	18	2	-	-
17. Wreschen	12,62	37,074	3 0 1 0	4	13	3	-	-
Summa im R.-Bez. Posen	321,68	900,430		181	406	63	18	3900

Im VI. Regierungs-Bezirk Bromberg.

1.	2.	3.	4.	5.	6.	7.	8.	9.
1. Bromberg	27,11	57,520	13 0 1 6	20	35	4	2	438
2. Chodziesen	20,14	45,718	6 0 1 1	8	29	5	-	-
3. Gnesen	23,94	55,658	5 0 3 5	13	23	3	1	142
4. Tscharnikow	28,08	56,750	6 0 1 1	8	29	5	-	-
5. Wirsitz	21,50	47,143	4 0 2 1	7	19	3	-	-
6. Wongrowitz	24,47	50,653	2 0 2 1	5	17	2	-	-
7. Mogilno	17,97	37,238	3 0 2 1	6	19	3	-	-

Namen der Kreise. 1.	Geograph. □Meilen der Ausdehnung. 2.	Bevölkerung. 3.	Zahl des Heilpersonals nach den einzelnen Kategorien. 4.	Zahl des approbirten männlichen Heilpersonals. 5.	Zahl der Hebeammen. 6.	Zahl der Apotheken. 7.	Zahl der Krankenhäuser. 8.	Zahl der 1846 in denselben behandelten Kranken. 9.
8. Schubin	21,20	49,389	5 0 1 6	12	20	4	-	-
9. Inowraclaw	30,42	63,900	4 0 3 4	11	26	3	-	-
Summa im R.-Bez. Bromberg	214,63	463,969		90	217	32	3	580
In VII. Berlin.	1,27	408,502	317 41 20 52	430	59	34	18	11335

Im VIII. RegierungsBezirk Potdam.

1. Niederbarnim	32,30	66,719	9 0 3 2	14	60	5	2	86
2. Oberbarnim	22,04	56,834	16 2 7 4	29	51	8	3	41
3. Teltow	30,78	62,094	11 1 6 4	22	46	7	1	114
4. Beeskow-Storkow	23,19	37,696	3 1 2 2	8	29	3	-	-
5. Zauch-Belzig	35,53	58,868	6 2 5 5	18	60	6	-	-
6. Jüterbogk-Lukenwalde	24,32	47,226	10 0 1 8	19	40	4	-	-
7. Ost-Havelland	22,70	50,890	11 3 3 6	23	54	4	2	103
8. West-Havelland	24,42	55,298	10 3 4 11	28	48	6	2	258
9. Ruppin	32,11	68,326	13 2 6 3	24	68	8	1	159

Namen der Kreise. 1.	Geograph. □Meilen der Ausdehnung. 2.	Bevölkerung. 3.	Zahl des Heilpersonals nach den einzelnen Kategorien. 4.	Zahl des approbirten männlichen Heilpersonals. 5.	Zahl der Hebeammen. 6.	Zahl der Apotheken. 7.	Zahl der Krankenhäuser. 8.	Zahl der 1846 in denselben behandelten Kranken. 9.
10. Ost-Priegnitz	35,35	61,761	11 0 3 5	19	52	4	1	30
11. West-Priegnitz	27,43	63,317	14 0 5 3	22	47	7	2	138
12. Prenzlau	20,76	52,404	10 3 2 3	18	58	6	1	342
13. Templin	26,57	42,537	5 0 4 1	10	38	4	3	62
14. Angermünde	23,49	54,807	11 1 5 0	17	66	7	1	106
15. Potsdam	0,25	39,551	8 6 3 8	25	17	4	1	939
Summa im Regier.-Bezirk Potsdam excl. Berlin	381,24	818,364		296	734	83	20	2378

Im IX. Regierungs-Bezirk Frankfurt.

1. Arnswalde	23,35	37,418	5 1 2 1	9	36	3	-	-
2. Calau	18,18	42,252	5 0 3 4	12	63	5	-	-
3. Cottbus	15,90	50,317	5 1 2 3	11	51	3	1	-
4. Crossen	23,48	52,240	6 1 2 1	10	42	4	2	62
5. Friedeberg	20,03	48,980	6 0 1 3	10	47	5	-	-
6. Guben	20,45	45,961	7 1 2 3	13	55	4	1	10

Namen der Kreise. 1.	Geograph. □Meilen der Ausdehnung. 2.	Bevölkerung. 3.	Zahl des Heilpersonals nach den einzelnen Kategorien. 4.	Zahl des approbirten männlichen Heilpersonals. 5.	Zahl der Hebeammen. 6.	Zahl der Apotheken. 7.	Zahl der Krankenhäuser. 8.	Zahl der 1846 in denselben behandelten Kranken. 9.
7. Königsberg	27,78	79,632	15 2 7 5	29	107	9	1	126
8. Landsberg	22,51	64,257	9 1 3 5	18	62	4	1	75
9. Lebus	29,37	72,158	8 2 4 6	20	81	7	1	14
10. Lübben	18,94	29,762	5 1 1 4	11	49	4	1	26
11. Luckau	23,86	50,709	8 0 2 6	16	67	6	-	-
12. Soldin	20,95	41,732	7 1 3 1	12	38	4	-	-
13. Soran	22,32	64,135	12 2 0 5	19	63	7	1	179
14. Spremberg	5,71	14,820	2 2 1 0	5	21	1	1	20
15. Sternberg	42,01	76,095	12 0 5 5	22	79	8	-	-
16. Züllichau	16,79	39,227	7 0 1 3	11	35	3	-	-
17. Frankfurt (Stadt)	—	30,432	20 3 4 2	29	31	4	1	717
Summa im R.-Bez. Frankfurt	351,63	840,127		257	927	81	11	1229

Im X. Regierungs-Bezirk Stettin.

1. Anclam	11,92	27,708	7 1 2 2	12	21	3	2	73

Namen der Kreise. 1.	Geograph. □Meilen der Ausdehnung. 2.	Bevölkerung. 3.	Zahl des Heilpersonals nach den einzelnen Kategorien. 4.	Zahl des approbirten männlichen Heilpersonals. 5.	Zahl der Hebeammen. 6.	Zahl der Apotheken. 7.	Zahl der Krankenhäuser. 8.	Zahl der 1846 in denselben behandelten Kranken. 9.
2. Demmin	17,63	47,173	9 0 1 2	12	33	3	3	79
3. Uckermünde	19,13	38,584	6 1 2 0	9	24	3	1	124
4. Randow (Stettin incl.)	26,41	107,233	31 5 7 10	53	73	11	2	1170
5. Usedom-Wollin	20,50	31,032	6 0 1 1	8	24	4	-	-
6. Cammin	23,21	37,869	3 0 3 1	7	27	3	-	-
7. Greiffenberg	13,84	34,427	5 0 0 1	6	20	3	2	48
8. Greifenhagen	17,40	43,811	4 0 4 2	10	34	4	1	22
9. Naugard	23,62	47,219	6 0 3 3	12	9	4	1	37
10. Pyritz	18,92	37,748	6 0 1 1	8	30	2	1	24
11. Regenwalde	21,80	40,833	5 0 3 1	9	26	4	-	-
12. Saatzig	22,50	54,315	8 3 5 1	17	35	7	1	205
Summa im R.-Bez. Stettin.	236,88	547,952		163	356	51	14	1782

Im XI. Regierungs-Bezirk Köslin.

1. Belgard	20,94	33,528	5 0 1 1	7	20	3	1	30

Namen der Kreise. 1.	Geograph. □Meilen der Ausdehnung. 2.	Bevölkerung. 3.	Zahl des Heilpersonals nach den einzelnen Kategorien. 4.	Zahl des approbirten männlichen Heilpersonals. 5.	Zahl der Hebeammen. 6.	Zahl der Apotheken. 7.	Zahl der Krankenhäuser. 8.	Zahl der 1846 in denselben behandelten Kranken. 9.
2. Bütow	33,95 (2. u. 3.)	52,508 (2. u. 3.)	1 0 0 2	3	10	1	-	-
3. Lauenburg			1 0 1 1	3	16	2	1	46
4. Dramburg	21,45	29,375	4 0 3 2	9	16	3	-	-
5. Fürstenthum	43,61	89,571	10 4 3 4	21	58	6	3	154
6. Neustettin	37,17	55,058	4 1 3 1	9	41	4	1	128
7. Rummelsburg	20,15	24,427	2 0 0 0	2	12	1	-	-
8. Schievelbein	9,50	16,347	4 2 1 1	8	11	1	-	-
9. Schlawe	30,98	63,042	4 1 4 1	10	46	4	2	81
10. Stolp	40,68	70,284	4 6 2 2	14	39	2	1	53
Summa im R.-Bez Köslin	258,43	434,140		86	269	27	9	492

Im XII. Regierungs-Bezirk Stralsund.

1. Franzburg	23,22	59,550	16 1 7 1	25	47	7	2	396
2. Grimme	17,55	35,344	4 0 3 1	8	36	3	-	-

Namen der Kreise.	Geograph. □Meilen der Ausdehnung.	Bevölkerung.	Zahl des Heilpersonals nach den einzelnen Kategorien.	Zahl des approbirten männlichen Heilpersonals.	Zahl der Hebeammen.	Zahl der Apotheken.	Zahl der Krankenhäuser.	Zahl der 1846 in denselben behandelten Kranken.
1.	2.	3.	4.	5.	6.	7.	8.	9.
3. Greifswald	18,10	47,468	21 1 5 1	28	42	5	2	536
4. Rügen	20,15	40,619	10 0 6 0	16	43	7	1	36
Summa im R.-Bez. Greifswald	79,02	182,981		77	168	22	5	968

Im XIII. Regierungs-Bezirk Breslau.

Namen der Kreise.	2.	3.	4.	5.	6.	7.	8.	9.
1. Breslau	14,40	169,311	110 19 21 30	180	89	12	5	6914
2. Brieg	10,88	46,761	9 3 2 7	21	38	3	4	1254
3. Frankenstein	8,65	48,625	7 3 5 2	17	36	5	4	163
4. Glatz	15,47	91,066	10 4 3 10	27	53	6	1	176
5. Guhrau	12,73	37,971	5 1 1 5	12	26	2	1	45
6. Habelschwerdt	14,40	49,007	5 1 1 6	13	39	3	-	-
7. Militsch	17,35	52,413	7 1 1 5	14	39	3	3	13
8. Münsterberg	6,43	32,665	4 0 3 4	11	23	1	1	36
9. Namslau	10,80	33,389	3 0 2 0	5	29	1	1	35
10. Neumarkt	13,05	52,579	6 0 2 7	15	42	4	-	-

Namen der Kreise. 1.	Geograph. □Meilen der Ausdehnung. 2.	Bevölkerung. 3.	Zahl des Heilpersonals nach den einzelnen Kategorien. 4.	Zahl des approbirten männlichen Heilpersonals. 5.	Zahl der Hebeammen. 6.	Zahl der Apotheken. 7.	Zahl der Krankenhäuser. 8.	Zahl der 1846 in denselben behandelten Kranken. 9.
11. Nimptsch	7,01	29,178	2 0 3 4	9	23	1	-	-
12. Oels	16,15	59,302	7 1 3 3	14	35	3	3	42
13. Ohlau	11,32	49,285	4 1 2 6	13	34	4	2	506
14. Reichenbach	6,72	59,199	8 0 1 9	18	46	4	2	139
15. Schweidnitz	10,72	68,182	12 3 2 10	27	47	4	3	315
16. Steinau	7,56	24,219	3 0 2 3	8	16	3	4	96
17. Striegau	6,01	27,801	3 0 1 2	6	32	1	1	8
18. Strehlen	6,55	30,551	3 0 4 4	11	23	3	-	-
19. Trebnitz	15,02	51,204	7 0 3 3	13	31	2	1	34
20. Waldenburg	7,12	56,263	7 0 4 7	18	41	4	4	775
21. Wartenberg	14,82	49,254	14 0 2 2	18	35	3	2	25
22. Wohlau	14,88	47,769	10 1 3 1	15	34	4	1	128
Summa im R.-Bez. Breslau	248,14	1,117,204		485	811	76	43	10704

Namen der Kreise. 1.	Geograph. □ Meilen der Ausdehnung. 2.	Bevölkerung. 3.	Zahl des Heilpersonals nach den einzelnen Kategorien. 4.	Zahl des approbirten männlichen Heilpersonals. 5.	Zahl der Hebeammen. 6.	Zahl der Apotheken. 7.	Zahl der Krankenhäuser. 8.	Zahl der 1846 in denselben behandelten Kranken. 9.
Im XIV. Regierungs-Bezirk Oppeln.								
1. Beuthen	14,15	84,353	12 0 3 3	18	43	3	6	2936
2. Cosel	12,43	55,256	4 2 1 3	10	32	2	-	-
3. Creutzburg	10,56	38,118	7 1 0 2	10	33	3	3	122
4. Falkenberg	11,13	36,490	2 0 1 3	6	29	1	-	-
5. Grottkau	9,52	39,371	7 1 1 2	11	35	2	2	93
6. Leobschütz	12,91	72,289	9 1 2 2	14	60	4	1	46
7. Lublinitz	18,25	41,684	5 0 2 3	10	35	2	2	96
8. Neisse	13,29	83,840	13 3 4 11	31	36	5	4	720
9. Neustadt	14,56	73,421	10 2 2 3	17	59	4	2	548
10. Oppeln	25,93	84,312	13 1 3 1	18	78	4	3	280
11. Pleſs	19,52	70,086	5 0 1 0	6	33	3	3	278
12. Ratibor	15,73	92,136	7 1 1 3	12	50	3	1	308
13. Rosenberg	16,32	43,352	3 0 2 1	6	42	2	1	45

Namen der Kreise. 1.	Geograph. □Meilen der Ausdehnung. 2.	Bevölkerung. 3.	Zahl des Heilpersonals nach den einzelnen Kategorien. 4.	Zahl des approbirten männlichen Heilpersonals. 5.	Zahl der Hebeammen 6.	Zahl der Apotheken. 7.	Zahl der Krankenhäuser. 8.	Zahl der 1846 in denselben behandelten Kranken. 9.
14. Rybnik	15,65	59,464	8 1 1 1	11	33	4	2	1009
15. Gr. Strehlitz	16,52	48,477	5 1 1 2	9	30	3	2	88
16. Gleiwitz-Tost	16,59	64,655	7 3 0 3	13	44	4	2	126
Summa im R.-Bez. Oppeln	243,06	987,318		202	672	49	34	6695

Im XV. Regierungs-Bezirk Liegnitz.

1. Löwenberg	13,80	71,171	10 0 5 15	30	54	5	3	41
2. Lüben	11,65	31,821	3 1 2 6	12	27	1	1	28
3. Rothenburg	21,28	44,769	3 0 1 1	5	35	3	1	2
4. Sagan	20,17	49,107	3 0 3 2	8	47	4	2	30
5. Sprottau	13,39	32,415	3 1 0 3	7	32	2	1	52
6. Haynau-Goldberg	11,04	51,492	7 0 3 7	17	51	2	2	90
7. Hirschberg	10,90	57,069	16 1 1 13	31	43	4	2	92
8. Hoyerswerda	16,19	28,362	2 0 2 3	7	32	2	1	7
9. Jauer	6,24	31,045	6 0 2 7	15	33	1	1	42

Namen der Kreise. 1.	Geograph. □ Meilen der Ausdehnung. 2.	Bevölkerung. 3.	Zahl des Heilpersonals nach den einzelnen Kategorien. 4.	Zahl des approbirten männlichen Heilpersonals. 5.	Zahl der Hebeammen. 6.	Zahl der Apotheken. 7.	Zahl der Krankenhäuser. 8.	Zahl der 1846 in denselben behandelten Kranken. 9.
10. Landshut	7,39	39,800	4 0 2 3	9	38	2	3	87
11. Lauban	9,43	65,645	8 0 3 9	20	59	5	4	182
12. Liegnitz	11,54	60,459	12 0 5 8	25	54	3	2	205
13. Bolkenhain	6,14	32,788	1 0 2 6	9	32	2	1	1
14. Bunzlau	19,23	56,624	6 0 4 13	23	48	2	1	159
15. Freistadt	16,33	50,341	10 0 3 2	15	39	5	4	18
16. Glogau	17,24	72,212	12 5 2 12	31	41	4	1	249
17. Görlitz	16,11	60,162	10 1 3 14	28	57	3	1	396
18. Grünberg	15,91	49,579	5 0 3 1	9	38	3	1	117
19. Schönau	6,56	27,636	3 0 1 1	5	24	2	1	1
Summa im R.-Bez. Liegnitz	250,54	912,497		306	784	55	33	1799

Im XVI. Regierungs-Bezirk Magdeburg.

1.	2.	3.	4.	5.	6.	7.	8.	9.
1. Magdeburg (Stadtkreis)	—	69,197	31 7 5 7	50	31	7	3	1904
2. Halberstadt	8,45	50,284	17 2 7 19	45	46	7	1	146

Namen der Kreise. 1.	Geograph. □Meilen der Ausdehnung. 2.	Bevölkerung. 3.	Zahl des Heilpersonals nach den einzelnen Kategorien. 4.	Zahl des approbirten männlichen Heilpersonals. 5.	Zahl der Hebeammen. 6.	Zahl der Apotheken. 7.	Zahl der Kranken. 8.	Zahl der 1846 in denselben behandelten Kranken. 9.
3. Calbe	10,09	52,097	16 0 4 8	28	46	7	1	19
4. Wanzleben	9,44	47,710	8 0 7 8	23	52	5	-	-
5. Wolmirstedt	12,68	39,221	5 0 5 11	21	42	1	-	-
6. Neuhaldensleben	12,62	41,378	6 0 6 9	21	46	2	1	28
7. Jerichow I.	26,06	56,300	10 2 6 9	27	47	7	1	61
8. Jerichow II.	25,16	46,411	2 0 5 4	11	48	3	1	4
9. Aschersleben	8,02	48,600	14 2 5 10	31	40	4	3	317
10. Oschersleben	9,99	33,919	6 0 5 14	25	34	5	-	-
11. Stendal	16,41	40,995	8 1 3 2	14	35	5	2	86
12. Salzwedel	22,14	45,504	8 0 2 7	17	42	4	3	34
13. Osterburg	19,93	39,687	6 0 3 4	13	31	4	2	18
14. Gardelegen	24,26	44,322	7 0 4 3	14	46	5	1	8
15. Wernigerode	4,88	18,457	5 0 1 7	13	18	3	1	54
Summa im R.-Bez. Magdeburg	210,13	674,082		353	784	55	33	1799

Namen der Kreise. 1.	Geograph. □Meilen der Ausdehnung. 2.	Bevölkerung. 3.	Zahl des Heilpersonals nach den einzelnen Kategorien. 4.	Zahl des approbirten männlichen Heilpersonals. 5.	Zahl der Hebeammen. 6.	Zahl der Apotheken. 7.	Zahl der Krankenhäuser. 8.	Zahl der 1846 in denselben behandelten Kranken. 9.
Im XVII. Regierungs-Bezirk Merseburg.								
1. Halle (Stadt)	—	33,072	22 1 2 6	31	21	4	4	888
2. Naumburg	2,90	24,370	11 1 1 4	17	17	3	1	127
3. Seekreis Mansfeld	10,84	46,487	14 0 2 6	22	40	5	2	40
4. Gebirgskreis Mansfeld	8,98	35,931	5 0 3 2	10	37	3	-	-
5. Saalkreis	9,80	43,606	6 0 2 7	15	40	3	1	263
6. Wittenberg	15,76	46,570	8 4 6 3	21	40	5	2	124
7. Bitterfeld	13,09	43,821	10 1 3 5	19	46	5	-	-
8. Delitsch	14,09	50,420	12 1 2 9	24	44	4	-	-
9. Torgau	17,66	52,762	8 2 4 8	22	45	4	3	75
10. Liebenwerda	14,53	35,686	6 0 3 4	13	36	5	-	-
11. Schweinitz	19,74	36,041	4 1 1 8	14	44	4	2	5
12. Merseburg	10,62	54,535	14 1 4 9	28	47	7	1	55
13. Zeitz	4,52	34,093	6 0 3 4	13	19	4	1	111

Namen der Kreise. 1.	Geograph. □ Meilen der Ausdehnung. 2.	Bevölkerung. 3.	Zahl des Heilpersonals nach den einzelnen Kategorien. 4.	Zahl des approbirten männlichen Heilpersonals. 5.	Zahl der Hebeammen. 6.	Zahl der Apotheken. 7.	Zahl der Krankenhäuser. 8.	Zahl der 1846 in denselben behandelten Kranken. 9.
14. Weifsenfels	9,52	47,818	10 1 4 8	23	35	5	1	52
15. Eckartsberga	10,38	37,903	9 0 4 5	18	47	5	-	-
16. Querfurt	12,61	45,369	11 0 2 6	19	49	5	-	-
17. Sangershausen	14,02	56,202	13 2 2 16	33	68	8	3	15
Summa im R.-Bez. Merseburg	188,76	724,686		342	675	79	21	1755

Im XVIII. Regierungs-Bezirk Erfurt.

Namen der Kreise. 1.	2.	3.	4.	5.	6.	7.	8.	9.
1. Erfurt	5,68	50,767	18 5 2 7	32	39	7	5	3034
2. Nordhausen	8,49	54,825	19 1 2 9	31	59	6	1	94
3. Mühlhausen	8,28	46,407	7 1 0 4	12	48	3	1	243
4. Heiligenstadt	7,44	42,439	6 0 1 3	10	43	4	2	87
5. Worbis	8,26	42,495	6 0 1 7	14	51	2	-	-
6. Weifsensee	5,18	23,566	3 1 3 2	9	30	4	1	9
7. Langensalza	7,36	33,134	6 1 4 4	15	44	4	-	-

Namen der Kreise. 1.	Geograph. □Meilen der Ausdehnung. 2.	Bevölkerung. 3.	Zahl des Heilpersonals nach den einzelnen Kategorien. 4.	Zahl des approbirten männlichen Heilpersonals. 5.	Zahl der Hebeammen. 6.	Zahl der Apotheken. 7.	Zahl der Krankenhäuser 8.	Zahl der 1846 in denselben behandelten Kranken. 9.
8. Schleusingen	7,20	36,307	6 0 4 5	15	38	4	-	-
9. Ziegenrück	3,55	13,677	1 0 1 1	3	12	2	-	-
Summa im R.-Bez. Erfurt	61,74	343,617		141	364	36	10	3467

Im XIX. Regierungs-Bezirk Münster.

Namen der Kreise.	2.	3.	4.	5.	6.	7.	8.	9.
1. Münster (Stadtkreis	15,67	24,193	28 5 1 4	38	16	5	2	714
2. Münster (Landkreis		36,670	9 0 2 2	13	34	3	-	-
3. Tecklenburg	13,49	42,917	10 0 2 3	15	39	6	-	-
4. Warendorf	11,51	33,323	9 1 4 1	15	34	33	1	272
5. Beckum	26,46	36,525	14 0 3 3	20	31	5	-	-
6. Lüdinghausen	12,72	37,636	11 0 8 0	19	30	4	-	-
7. Coesfeld	13,70	40,537	14 0 1 2	17	27	5	-	-
8. Reckinghausen	14,24	46,027	12 0 4 2	18	34	4	-	-
9. Borken	11,84	41,760	8 1 4 0	13	24	6	2	202

Namen der Kreise. 1.	Geograph. □Meilen der Ausdehnung. 2.	Bevölkerung. 3.	Zahl des Heilpersonals nach den einzelnen Kategorien. 4.	Zahl des approbirten männlichen Heilpersonals. 5.	Zahl der Hebeammen. 6.	Zahl der Apotheken. 7.	Zahl der Krankenhäuser. 8.	Zahl der 1846 in denselben behandelten Kranken. 9.
10. Ahaus	12,45	40,253	10 0 2 6	18	30	5	-	-
11. Steinfurt	19,09	41,203	13 0 6 2	21	32	6	-	-
Summa im R.-Bez. Münster	132,17	421,044		207	331	52	5	1188
Im XX. Regierungs-Bezirk Minden.								
1. Minden	10,72	63,743	11 3 4 6	24	54	7	1	420
2. Lübbecke	10,26	49,375	6 0 2 5	13	32	5	-	-
3. Herford	8,0[illegible]	67,830	12 1 1 2	16	46	6	-	-
4. Bielefeld	4,99	48,186	9 2 5 1	17	25	3	1	173
5. Halle	5,53	31,803	5 0 2 0	7	21	4	-	-
6. Wiedenbrück	8,98	38,944	9 0 2 2	13	41	5	-	-
7. Paderborn	11,07	35,793	9 3 2 4	18	36	6	2	415
8. Büren	13,74	38,593	5 0 2 0	7	47	7	-	-
9. Warburg	9,36	33,618	6 0 1 0	7	43	4	1	54
10. Höxter	13,03	51,948	14 0 2 6	22	65	7	-	-
Summa im R.-Bez. Minden	95,68	459,833		144	410	54	5	1062

Namen der Kreise.	Geograph. □Meilen der Ausdehnung.	Bevölkerung.	Zahl des Heilpersonals nach den einzelnen Kategorien.	Zahl des approbirten männlichen Heilpersonals.	Zahl der Hebeammen.	Zahl der Apotheken.	Zahl der Krankenhäuser.	Zahl der 1846 in denselben behandelten Kranken
1.	2.	3.	4.	5.	6.	7.	8.	9.
Im XXI. Regierungs-Bezirk Arnsberg.								
1. Altena	12,11	42,738	15 0 2 1	18	26	7	-	-
2. Arnsberg	12,24	32,756	12 0 2 0	14	36	6	2	78
3. Bochum	6,56	53,338	10 0 3 3	16	33	5	-	-
4. Brilon	14,36	36,796	10 0 5 3	18	41	5	2	346
5. Dortmund	8,07	50,670	16 0 3 4	23	36	7	-	-
6. Hagen	7,59	72,869	17 0 3 7	27	43	9	-	-
7. Hamm	8,25	42,920	9 1 3 3	16	35	4	1	59
8. Iserlohn	6,04	38,674	10 1 3 0	14	25	5	-	-
9. Lippstadt	9,10	31,514	11 0 0 1	12	30	5	3	159
10. Meschede	14,29	28,465	6 1 2 0	9	30	3	-	-
11. Olpe	11,26	25,671	7 1 1 1	10	31	3	-	-
12. Siegen	11,62	44,144	14 0 2 2	18	68	6	-	-

Namen der Kreise. 1.	Geograph. □Meilen der Ausdehnung. 2.	Bevölkerung. 3.	Zahl des Heilpersonals nach den einzelnen Kategorien. 4.	Zahl des approbirten männlichen Heilpersonals. 5.	Zahl der Hebeammen. 6.	Zahl der Apotheken. 7.	Zahl der Krankenhäuser. 8.	Zahl der 1846 in denselben behandelten Kranken. 9.
13. Soest	9,70	42,784	12 1 2 0	15	34	5	1	61
14. Wittgenstein	8,92	21,503	6 0 1 0	7	25	2	-	-
Summa im R.-Bez. Arnsberg	140,11	564,842		217	493	72	9	703

Im XXII. Regierungs-Bezirk Cöln.

Namen der Kreise.	2.	3.	4.	5.	6.	7.	8.	9.
1. Bergheim	6,62	37,259	8 0 0 2	10	17	3	-	-
2. Bonn	5,53	54,462	36 1 2 7	46	22	7	5	2541
3. Cöln (Stadt)	0,13	90,246	57 5 3 14	79	19	17	4	5782
4. Cöln (Landkreis)	8,12	49,725	10 2 4 2	18	21	5	1	2243
5. Euskirchen	6,67	30,568	9 0 1 0	10	16	5	-	-
6. Gummersbach	5,93	29,442	4 0 3 1	8	13	3	-	-
7. Mühlheim	7,08	41,424	7 1 5 0	13	18	4	-	-
8. Rheinbach	7,22	28,959	7 0 1 0	8	19	4	-	-
9. Sieg	13,95	77,692	15 0 5 2	22	38	6	1	324

Namen der Kreise. 1.	Geograph. □ Meilen der Ausdehnung. 2.	Bevölkerung. 3.	Zahl des Heilpersonals nach den einzelnen Kategorien. 4.	Zahl des approbirten männlichen Heilpersonals. 5.	Zahl der Hebeammen. 6.	Zahl der Apotheken. 7.	Zahl der Krankenhäuser 8.	Zahl der 1846 in denselben behandelten Kranken. 9.
10. Waldbroel	5,47	19,447	2 0 1 1	4	10	1	-	-
11. Wipperfurth	5,68	25,339	4 0 1 0	5	11	2	-	-
Summa im R.-Bez. Cöln	72,40	484,593		223	204	57	16	10,890

Im XXIII. Regierungs-Bezirk Düsseldorf.

Namen der Kreise.	2.	3.	4.	5.	6.	7.	8.	9.
1. Düsseldorf	7,35	79,348	29 8 2 6	45	43	11	3	1492
2. Elberfeld	5,47	124,736	39 0 4 9	52	60	18	3	1430
3. Solingen	5,35	65,565	15 1 5 1	22	34	7	1	22
4. Lennep	5,53	67,464	19 0 1 8	28	30	8	1	18
5. Duisburg	11,78	105,254	27 1 6 11	45	59	16	3	18
6. Rees	9,16	53,280	18 4 2 7	31	23	10	2	37
7. Neuſs	5,32	36,565	7 1 4 1	13	19	3	2	117
8. Gladbach	4,45	58,797	13 0 2 1	16	22	6	2	174
9. Crefeld	3,[illegible]3	57,893	20 0 5 6	31	28	7	1	370
10. Geldern	19,49	94,710	16 1 4 3	24	49	14	1	83

Namen der Kreise. 1.	Geograph. □Meilen der Ausdehnung. 2.	Bevölkerung. 3.	Zahl des Heilpersonals nach den einzelnen Kategorien. 4.	Zahl des approbirten männlichen Heilpersonals. 5.	Zahl der Hebeammen. 6.	Zahl der Apotheken. 7.	Zahl der Krankenhäuser. 8.	Zahl der 1846 in denselben behandelten Kranken. 9.
11. Kempen	7,09	60,408	14 0 1 4	19	21	7	1	103
12. Grevenbroich	4,32	34,542	9 0 2 2	13	16	3	-	-
13. Cleve	9,08	49,050	13 0 1 1	15	25	10	2	85
Summa im R.-Bez. Düsseldorf	98,32	887,614		354	429	120	22	3949

Im XXIV. Regierungs-Bezirk Coblenz.

Namen der Kreise.	2.	3.	4.	5.	6.	7.	8.	9.
1. Coblenz	4,92	63,410	28 9 4 5	46	42	9	3	1217
2. St. Goar	8,48	34,880	5 0 1 0	6	36	4	1	6
3. Creuznach	10,09	55,343	16 1 5 2	24	43	7	1	145
4. Simmern	10,40	37,365	3 1 3 2	9	36	4	1	5
5. Zell	6,77	28,441	4 0 3 1	8	31	2	-	-
6. Kochheim	9,15	32,817	7 0 2 0	9	53	3	1	6
7. Mayen	10,55	47,737	11 1 4 0	16	34	3	4	135
8. Adenau	10,00	21,971	2 0 1 0	3	19	3	-	-
9. Ahrweiler	6,76	32,426	6 0 2 0	8	19	3	1	-

Namen der Kreise. 1.	Geograph. □ Meilen der Ausdehnung. 2.	Bevölkerung. 3.	Zahl des Heilpersonals nach den einzelnen Kategorien. 4.	Zahl des approbirten männlichen Heilpersonals. 5.	Zahl der Hebeammen. 6.	Zahl der Apotheken. 7.	Zahl der Krankenhäuser. 8.	Zahl der 1846 in denselben behandelten Kranken. 9.
10. Neuwied	11,30	60,622	19 / 0 / 5 / 0	24	43	7	9	97
11. Altenkirchen	11,62	37,110	6 / 0 / 2 / 1	9	30	4	1	13
12. Wetzlar	9,60	42,341	6 / 1 / 3 / 2	12	51	4	1	109
Preuſs. Besatzung in der Bundesfestung Mainz.	—	5094	—	—	—	—	—	—
Summa im R.-Bez. Coblenz	109,64	499,557		174	437	53	23	1733

Im XXV. Regierungs-Bezirk Trier.

Namen der Kreise.	2.	3.	4.	5.	6.	7.	8.	9.
1. Berncastel	12,14	43,524	6 / 0 / 5 / 3	14	40	4	1	1
2. Bitburg	14,08	42,065	4 / 0 / 2 / 0	6	26	3	-	-
3. Daun	11,11	23,760	3 / 0 / 1 / 0	4	11	2	-	-
4. Merzig	7,60	32,461	2 / 0 / 2 / 0	4	21	2	-	-
5. Ottweiler	5,57	29,725	3 / 0 / 1 / 2	6	23	3	-	-
6. Prüm	16,72	31,037	1 / 1 / 2 / 1	5	24	3	-	-
7. Saarbrücken	6,98	41,482	9 / 1 / 2 / 1	13	32	4	1	191
8. Saarburg	8,25	30,352	4 / 0 / 0 / 3	7	23	2	-	-

Namen der Kreise. 1.	Geograph. □Meilen der Ausdehnung. 2.	Bevölkerung. 3.	Zahl des Heilpersonals nach den einzelnen Kategorien. 4.	Zahl des approbirten männlichen Heilpersonals. 5.	Zahl der Hebeammen. 6.	Zahl der Apotheken. 7.	Zahl der Krankenhäuser. 8.	Zahl der 1846 in denselben behandelten Kranken. 9.
9. Saarlouis	8,06	50,150	3 4 2 6	15	32	4	2	30
10. Trier (Landkr.)	17,35	50,067	2 0 1 1	4	47	2	-	-
11. Trier (Stadtkr.)	1,10	28,172	13 3 1 2	19	18	6	5	529
12. St. Wendel	10,59	37,899	5 0 0 3	8	31	3	-	-
13. Wittlich	11,67	35,120	4 0 1 0	5	34	2	-	-
Preufs. Besatzung in der Bundesfestung Luxemburg.	—	4705	—	—	—	—	—	—
Summa im R.-Bez. Trier	131,13	488,699		110	362	40	9	751

Im XXVI. Regierungs-Bezirk Aachen.

Namen der Kreise.	2.	3.	4.	5.	6.	7.	8.	9.
1. Aachen (Stadtkreis)	0,55	48,557	29 2 1 1	33	18	8	5	692
2. Aachen (Landkreis)	6,13	61,300	10 0 4 2	16	27	7	-	-
3. Düren	10,23	51,804	8 0 4 1	13	25	4	1	48
4. Erkelenz	5,25	35,154	5 0 2 2	9	13	2	-	-
5. Eupen	3,20	22,078	3 0 1 1	5	8	2	1	112
6. Geilenkirchen	3,62	25,830	4 0 2 3	9	12	3	-	-

Namen der Kreise. 1.	Geograph. □ Meilen der Ausdehnung. 2.	Bevölkerung. 3.	Zahl des Heilpersonals nach den einzelnen Kategorien. 4.	Zahl des approbirten männlichen Heilpersonals. 5.	Zahl der Hebeammen. 6.	Zahl der Apotheken. 7.	Zahl der Krankenhäuser. 8.	Zahl der 1846 in denselben behandelten Kranken. 9.
7. Heinsberg	4,42	33,110	2 0 2 2	6	15	3	-	-
8. Jülich	5,32	38,861	12 2 3 2	19	20	6	1	5
9. Malmedy	14,82	30,487	4 1 0 5	10	16	2	1	28
10. Montjoie	6,60	19,665	2 0 3 1	6	13	1	-	-
11. Schleiden	15,01	35,771	4 0 2 1	7	23	4	-	-
Summa im R.-Bez. Aachen	75,65	402,617		133	190	42	9	885

Ergebnisse.

Wenngleich die allgemeineren in den Tabellen enthaltenen Resultate durch ihre Entstehungsgeschichte, welche wir hiemit geliefert haben, ihre Kritik finden, und die vorzüglichsten Gesichtspunkte derselben durch die Anlage der Tabellen angeregt erscheinen, so werden darum folgende kurze Bemerkungen nicht überflüssig sein.

1) Das durchschnittliche Resultat für den ganzen Staat, daſs ungefähr auf einer Quadratmeile 3000 Menschen wohnen, eben so viel auf eine Medicinal-Person kommen und je eine Quadratmeile mit einer solchen versehen ist, würde als ein günstiges zu betrachten sein, wenn nicht eben, wie es doch in der Wirklichkeit der Fall ist, die Voraussetzung einer gleichen Dichtigkeit der Bevölkerung und einer gleichmäſsigen Vertheilung des ärztlichen Personals durch den gan-

zen Staat, eine falsche wäre. Dies ergiebt sich einfach aus einer Vergleichung der einzelnen Regierungsbezirke.

2) Erwägen wir die wissenschaftliche Qualität des ärztlichen Personals und zwar unter Maafsgabe der jetzt nicht mehr bestrittenen Ansicht, dafs nur vollständig wissenschaftlich gebildete Aerzte zur Ausübung der Heilkunst zuläfsig sind, so wird das gewonnene Resultat beinahe um die Hälfte sich ungünstiger gestalten. Denn die Hauptsumme des gesammten Heilpersonals von 5459 ist zugleich entstanden aus 1144 Wundärzten 2ter Klasse, 827 Wundärzten 1ster Klasse, aus 351 zur Civil-Praxis berechtigten Militairärzten, unter denen, nach den bestehenden Verhältnissen, sich ein Theil Wundärzte, ebenso wie sich unter den 3137 promovirten Civilärzten ein Theil mit beschränkten Befugnissen zur Ausübung der ärztlichen Praxis befinden.

3) Selbst die durchschnittliche Vertheilung der Apotheken im ganzen Staate, sowohl zur Einwohnerzahl als zur räumlichen Ausdehnung, kann durchaus nicht als eine günstige betrachtet werden, weil, wenn gleich eine Apotheke sehr wohl 11000 Einwohner mit Arzeneien zu versehen, im Stande ist, dennoch bei einer Apotheke auf beinahe 4 Quadratmeilen der Zweck, dafs die Einwohner sich schnell und leicht die arzeneilichen Mittel verschaffen können, nur unvollkommen erreicht werden kann.

4) Unbestritten dagegen wird wohl von Jedermann das durchschnittliche Verhältnifs zwischen der Zahl der Hebeammen und der der Geburten als ein sehr günstiges anerkannt werden.

5) Ein Vergleich zwischen den Durchschnittssummen der einzelnen Regierungsbezirke und der Durchschnittssumme des ganzen Staates lehrt zur Genüge, dafs letztere durchaus keinen sicheren Maafsstab für die Beurtheilung der bei der Gesundheitspflege interessirenden Verhältnisse liefert. Man vergleiche beispielsweise die Regierungsbezirke Gumbinnen und Marienwerder, die Stadt Berlin und die Regierungsbezirke Magdeburg, Cöln, Düsseldorf mit der Durchschnittssumme für

den ganzen Staat. Die Differenzen in den einzelnen Regierungsbezirken sind so bedeutend, dafs, während in den 6 östlichen Regierungsbezirken den Anforderungen an Sanitätsanstalten nicht einmal im nothdürftigsten Minimum genügt ist, manche westliche Regierungsbezirke — wenigstens nach dem gewöhnlichen Maafsstabe — über alle Wünsche hinaus versehen sind. (Ob über das Bedürfnifs, nach einem vernünftigen dem Zweck entsprechenden Maafsstabe, ist eine andere Frage). Es mufs ferner bei den Differenzen der einzelnen Regierungsbezirke die Qualität des ärztlichen Heilpersonals nach den aufgestellten Kategorien berücksichtigt werden. So beträgt z. B. in den Regierungsbezirken Breslau, Liegnitz, Magdeburg und Merseburg die Zahl der Wundärzte 2ter Klasse beinahe $^1/_3$ des gesammten Heilpersonals, oder respektive mehr, während in anderen Regierungsbezirken dies Verhältnifs von $^1/_4$ bis $^1/_{25}$ der Gesammtsumme variirt.

6) Bei der Beurtheilung, wie leicht in den verschiedenen Regierungs-Bezirken die Gelegenheit für ärztliche Hülfe und für Beschaffung der Arzeneien ist, würde die blofse Vergleichung, wie viel Einwohner auf einen Arzt, resp. auf eine Apotheke kommen, zu sehr illusorischen Resultaten führen. Während z. B. in den Regierungs-Bezirken Königsberg und Trier dieses Verhältnifs fast gleich ist, so ist doch in Königsberg die Gelegenheit für ärztliche Hilfe und Beschaffung der Arzeneien doppelt so schwierig als im Regierungs-Bezirk Trier, weil die Differenz in der Dichtigkeit der Bevölkerung es bewirkt, dafs im Regierungs-Bezirk Königsberg Arzt und Apotheke auf einem doppelt so grofsen Flächenraum als im Regierungs-Bezirk Trier durchschnittlich vertheilt sind. —

7) Wenn gleich aus der Darstellung der Sanitätsanstalten in den einzelnen Kreisen die Bedeutung der Durchschnittssummen, sowohl für den Staat, als für die Regierungsbezirke, im Verhältnifs zur Wirklichkeit als eine illusorische sich ergiebt, so mufs überdiefs bemerkt werden, dafs die Durchschnittssumme in einzelnen Regierungsbezirken selbst als sol-

che nicht vollkommen zutrifft. Diefs ist der Fall bei den Regierungsbezirken mit grofsen Hauptstädten. Rechnet man z. B. im Regierungsbezirk Königsberg die Bevölkerung, die Ausdehnung und das Heilpersonal des Kreises Königsberg von der Gesammtsumme des Regierungsbezirks ab, so ergiebt sich für letztern erst auf 5662 Einwohner und auf 2,88 □M. durchschnittlich 1 Arzt. Gleiche Differenzen ergeben sich in Bezug auf Danzig, Posen, Cöln, Breslau etc.

8) Betreffend das Verhältnifs der Zahl der Hebeammen zu der der Geburten, so erscheint diefs in den verschiedenen Regierungsbezirken so gestaltet, dafs wiederum, im Gegensatz zu den übrigen Regierungsbezirken, die östlicheren nur mangelhaft mit der gehörigen Hilfe versehen sind. Ein Umstand scheint hier aber besonders bemerkenswerth. Die östlichen, in der Isten Tabelle von No. 1—6 genannten Regierungsbezirke zählen auf 1 Hebeamme eine grofse Zahl von Geburten, was, bei der daselbst schwierigen Gelegenheit für ärztliche Hilfe, auf dieselbe Schwierigkeit in Bezug auf Hebeammen zu schliefsen berechtigt. Die grofse, das Fünffache der durchschnittlichen Summe für den Staat betragende, Zahl der Geburten auf 1 Hebeamme in Berlin erklärt sich hier natürlich aus der Leichtigkeit geburtsärztlicher Hilfe. In den Regierungsbezirken Cöln, Düsseldorf und Aachen, wo durchschnittlich auf je $\frac{1}{4}$, $\frac{1}{3}$ und $\frac{1}{2}$ □ M. ein Arzt wohnt, die Gelegenheit für ärztliche Hilfe also auch eine verhältnifsmäfsig sehr leichte ist, ergiebt sich wieder auf eine Hebeamme eine grofse Zahl von Geburten. Wir haben diefs Verhältnifs hervorgehoben, weil es uns bei der Frage über die Reorganisation des Hebeammenwesens zum mindesten beachtenswerth erscheint.

9) Den eigentlichen Schlüssel für Beurtheilung der allgemeinen Resultate liefert die IIte Tabelle, welche in der Entstehungsgeschichte derselben zugleich das Bild der wirklichen Zustände für Jedermanns Ansicht aufrollt. Ihr Inhalt verbürgt ihr die Würdigung, die ihr zukommt. Es wird überflüssig sein, auf die Resultate aufmerksam zu machen, welche sich

aus der einfachen Vergleichung derselben mit der ersten Tabelle, als der einzelnen Kreise untereinander ergeben. Wer durch den ersten Blick belehrt wird, dafs wir eine nicht unbeträchtliche Anzahl von Kreisen zählen, in denen auf 10—12000, ja bis 16000 Menschen und auf 8—10 □ M. ein Arzt kommt, dafs in manchen Kreisen in einer Ausdehnung von 10—15 □ M. und auf 30—40000, ja 50000 Einwohner erst eine Apotheke vorhanden ist, wird es, selbst bei dem oberflächlichstem Interesse, nicht verschmähen, Verhältnissen, welche mit dem Culturzustande des Staates so innig zusammenhängen, einige Aufmerksamkeit zu schenken.

10) Die thatsächlichen Zustände in den einzelnen Kreisen lehren, welches Prinzip, ob das Prinzip des Zufalls, oder des Bedürfnisses bei der Organisation der ärztlichen Thätigkeit, oder bei der Tendenz, für leichte Gelegenheit zu ärztlicher Hilfe zu sorgen, geleitet hat. Einfach die Ergebnisse mit vorläufiger Ausschliefsung aller Kritik darstellend, beschränken wir uns nur auf solche Bemerkungen im folgenden, welche zur Vermeidung von Mifsverständnissen nothwendig sind.

a. Wir haben in der Isten Tabelle für die Krankenhäuser und die Zahl der in denselben behandelten Kranken keine Berechnung in besonderen Rubriken aufgestellt. Man ersieht aus der zweiten Tabelle den Grund. Mit Ausnahme einiger Regierungsbezirke vielleicht, wie z. B. von Königsberg und Oppeln und einigen andern, würden die Durchschnittssummen von vorn herein trügerisch sein, da in einem Theile der Kreise öffentliche Krankenanstalten, also auch darin behandelte Kranke durchaus gar nicht vorhanden sind. Aufserdem wäre es illusorisch, eine Anstalt, in der während eines Jahres 1 Kranker behandelt wurde, oder auch 1 Dutzend, als ein öffentliches Krankenhaus zu berechnen. Aber auch in Kreisen, wo mehre Krankenanstalten mit einer gröfsern Anzahl von Kranken bezeichnet sind, ist diese Angabe zum Theil durch die Addition solcher Summen entstanden. Bei der grofsen Wichtigkeit, welche die Existenz, resp. Errichtung von öffentlichen Krankenhäusern für die öffentliche Gesundheitspflege hat, halten wir es für Pflicht, einen Augenblick bei dieser Frage zu verweilen, um so mehr, da wir im Besitze von Materialien sind, die eine genauere Einsicht in das wirkliche Verhältnifs verschaffen. Im Regierungsbezirke Liegnitz z. B. entsteht für den Kreis Freistadt die Angabe von 4 öffentlichen Krankenanstalten mit 18 Kranken aus den entsprechenden Summen von

1 öffentlichentlichen Krankenanstalt mit 4 Kr.
1 - - - - - - - - - 1 -
1 - - - - - - - - - 3 -
1 - - - - - - - - - 10 -;

Im Kreise Lauban die Angabe von

4 - - - - - - - - - 182 -

aus den Summen von

2 - - - - - - - - - 180 -
1 - - - - - - - - - 1 -
1 - - - - - - - - - 1 -;

Im Kreise Liegnitz die Angabe von

2 - - - - - - - - - 205 -

aus den Summen von

1 - - - - - - - - - 202 -
1 - - - - - - - - - 3 -;

Im Kreise Sagan die Angabe von

2 - - - - - - - - - 30 -

aus den Summen von

1 - - - - - - - - - 29 -
1 - - - - - - - - - 1 -.

Wir halten diese Angaben, die sich selbst commentiren, für genügend, um unserm Bilde, das wir von der Wirklichkeit entwerfen wollten, seine Wahrheit zu erhalten.

b. Das Verhältnifs, dafs die Aerzte und Apotheken durchschnittlich im ganzen Staate vorzugsweise in den Städten des Kreises angesessen und eingerichtet sind — ein Umstand, der in der öffentlichen Gesundheitspflege von der entschiedensten Bedeutung ist — bedarf, da es allgemein bekannt ist, keiner besondern Erinnerung. Es sei hier nur bemerkt, dafs von den 16 Millionen Einwohnern des Staates beinahe 12 Millionen, oder $^2/_3$, der ländlichen Bevölkerung angehören. — Wir haben bisher nur das numerische Verhältnifs sowohl der Einwohner als der räumlichen Ausdehnung zu den Sanitätsanstalten erörtert. Die Qualität der Einwohner bildet unter den vielen andern Momenten bei der Frage von der Organisation der ärztlichen Thätigkeit, soll sie dem wahren Bedürfnisse entsprechen, gewifs ein sehr gewichtiges. Wir wollen jedoch zuvor gleichfalls durch Thatsachen, die der amtlichen Statistik entnommen, zur Lösung der Frage einen Beitrag versuchen, ob überhaupt und in welcher Art eine mangelhafte, oder eine zweckmäfsige Organisation der ärztlichen Thätigkeit auf Tod und Krankheit der Menschen Einflufs übe?

IV. Das Verhältnifs der Geburten und der Sterblichkeit zu den Sanitätsanstalten und andern Culturmomenten.

(Nach den Acten des statistischen Büraus f. d. J. 1846.)

„Wohlstand und Bildung verlängern zunächst die Dauer des menschlichen Lebens und sprechen sich daher in den Gesetzen der Sterblichkeit zählbar aus.“ Wir leiten diesen Abschnitt mit einem Ausspruche ein, welcher dem klassischen Werke Hoffmann's „Die Bevölkerung des preufsischen Staates“ entlehnt ist; vorzüglich deshalb, weil wir von vorn herein der Vermuthung begegnen wollen, als ob wir in Wohlstand und Bildung nicht die beiden Hauptmomente anerkannten, welche unter den gesellschaftlichen Einflüssen auf Gesundheit und Leben, wie auf Krankheit und Tod fast ausschliefslich maafsgebend sind. Abgesehen von einzelnen Berufsarten und Lebensstellungen, denen gewifs leider ein spezifischer Einflufs auf Krankheit und Tod nicht abgesprochen werden kann, wird in den verschiedensten gesellschaftlichen Stellungen die Scala der Lebensdauer und der Gesundheit mit dem Wohlstande und der Bildung fallen, oder steigen. Gleichwohl sind wir weit entfernt, den hohen Werth, welchen die speziellen Untersuchungen, die man bisher in dieser Richtung, bezüglich der verschiedenen Stände, der besonderen Berufsthätigkeit etc. angestellt hat, sowohl für die Wissenschaft als für das Leben haben, zu verkennen. Nur durch die genaue Würdigung, sowohl der gesellschaftlichen Besonderheiten, als der natürlichen Einflüsse in ihrem Verhältnifs zu Krankheit und Tod, kann man daran denken, allgemeine Gesetze der Sterblichkeit aufzustellen und Staatsgesetze zu schaffen, welche den gesellschaftlichen Ursachen unnatürlicher Krankheiten und frühzeitigen Todes eine wirksame Kraft entgegenzusetzen, im Stande sein möchten.

Unter den verschiedenen gesellschaftlichen Institutionen mufs vor Allem, wenigstens unter der Voraussetzung ihrer vernünftigen, zweckentsprechenden Wirksamkeit, diejenige, welche Krankheit und Tod zu bekämpfen bestimmt ist, in einem besonders wesentlichen und bedeutsamen Verhältnifs zur Sterblichkeit stehen. Die Auseinandersetzung dieses Verhältnisses ist der Zweck des vorliegenden Abschnittes. Wie der vorige Abschnitt die gesammten Sanitätsanstalten des Staates, also die medicinische Institution desselben in ihrer ganzen Ausdehnung und in ihrem vollständigen Inhalte actenmäfsig darstellt, so sind die vorliegenden Data über die Geburten und Todesfälle in ihren verschiedenen Kategorien den Bevölkerungslisten des statistischen Büraus, gleichfalls für das Jahr 1846, entnommen. Indem wir die vorhandenen Data, ohne jeglichem Einflusse irgend welcher vorgefafsten Meinung Raum zu geben, unverändert wie sie zu allgemeinen Staatszwecken entworfen und zusammengestellt sind, benutzen, können wir vorläufig auf die oben von uns hervorgehobenen Momente des Wohlstandes und der Bildung keine Rücksicht nehmen. Je bestimmter aber wir unsere früher ausgesprochene Ansicht festhalten, dafs Armuth, Noth und Elend, wenn nicht identisch mit Tod, Krankheit und Siechthum, doch eben so die unerschöpflichen Quellen derselben sind, gleich wie ihre unzertrennlichen Genossen, Vorurtheil, Unbildung und Dummheit, um so inniger bedauern wir den Mangel einer Institution, welche eine spezielle medicinische Statistik der Krankheitsursachen und der Krankheitswirkungen ermöglicht. Wenn je, so verlanlangen heute mit unerbittlichem Ernst diese Fragen eine gewissenhafte Antwort. „Wie ist das Sterblichkeitsverhältnifs zwischen Arm und Reich, wie viel werden bei diesen, wie viel bei jenen todtgeboren, wie viel Säuglinge sterben armen Frauen, wie viel reichen Müttern? Wie viel Menschen sterben in Kellern und Dachhütten, wie viel in wohlanständigen, reinlichen und luftigen Häusern? Wie viel in den einzelnen Gewerben und Handwerken, in welchem Alter, an welchen Krankheiten? Wie viel am verdorbenen, wie viel am hungrigen Magen, wie viel im dicken Pelze, wie viel in blofser Nacktheit? Wie viel aus Vernachläfsigung, wie viel aus Verzärtelung? Wie viel aus Unkenntnifs, durch Vorurtheil und Aberglauben, wie viel, die vernünftig erzogen und sittlich gebildet sind?" *) Diese, von der Gesellschaft gestellten, Fragen ist die Wissenschaft zu beantworten, berufen; um so mehr, je klarer es täglich wird, dafs alle Wissenschaften ihr Heimathsrecht in der Gesellschaft nur durch ihre sociale Natur zu begründen vermögen. Wenn auch vom Staate diefs begriffen und anerkannt sein wird, wird es an Einrichtungen nicht mehr fehlen, welche es der Wissenschaft möglich machen werden, zur Lösung der socialen Frage mit gleichem Eifer wie Erfolge Beiträge zu liefern. —

Die uns zur Benutzung vorliegenden Materialien sind die allgemeinen Bevölkerungslisten, wie sie zu den allgemeinen Staatszwecken im statistischen Büreau laut amtlicher Aufnahme in je 3jährigen Perioden zusammengestellt werden. Da die letzte amtliche Aufnahme der Bevölkerung des Staates im Jahre 1846 stattgefunden, so ist die Zusammenstellung für diesen Jahrgang gewählt, und in der nachfolgenden Tabelle über die Geburt - und Sterbefälle wiedergegeben. Um das Verhältnifs der Sterblichkeit zu den Sanitätsanstalten so getreu als möglich darzustellen, sind letztere

*) Cf. Die öffentliche Gesundheitspflege etc. S. 82 u. ff.

gleichfalls, wie schon früher bemerkt, nach dem Bestande im Jahre 1846 dargestellt. Die Zuverläfsigkeit der Quelle — der amtlichen Bevölkerungslisten des preufsischen Staates — wird nicht weiter bestritten werden; wenigstens wird dieselbe eben so grofs sein, wie sie im Allgemeinen in ähnlichen Listen, die sonst wie veröffentlicht werden, angetroffen wird. Als ein Beweis dieser Zuverläfsigkeit läfst sich noch anführen, dafs, abgesehen von Ausnahmefällen und der exceptionellen Wirkung besonderer, vorübergehender Einflüsse, durch eine Reihe von Jahren constant entweder eine verhältnifsmäfsige Gleichheit, oder eine gleichmäfsige Progression (in der einen oder der andern Richtung) sowohl in den kleinen, wie in den grofsen Summen der Kreise und Regierungsbezirken angetroffen wird. Diese Thatsache scheint uns auch noch wichtig, um dem etwaigen Einwand zu begegnen, dafs die für das Jahr 1846 gefundenen Resultate zu maafsgebenden Schlüssen nicht berechtigen könnten. Eine Vergleichung, zu der die von Hoffmann in seinem Werke „die Bevölkerung des preufsischen Staates" *) verbürgten Resultate, „die statistischen Tabellen von Dieterici für die amtliche Aufnahme aus dem Jahre 1843" **), die in Redens „Vergleichenden Culturstatistik der Grofsmächte Europa's" ***) vorhandenen Angaben und sonst veröffentlichte Mittheilungen aus verschiedenen Jahrgängen hinreichenden Stoff liefern, lehrt mit unbestreitbarer Evidenz, dafs das für das Jahr 1846 gewonnene Resultat, sowohl für den ganzen Staat, als für die einzelnen Theile, das constante Verhältnifs darstellt. —

Ueber die Einrichtung der amtlichen Bevölkerungslisten wird es nur einiger Bemerkungen bedürfen, um die denselben entnommenen Daten der vorliegenden Geburts- und Sterbetabelle gehörig zu würdigen. Dieselben enthalten in 96 Rubriken die verschiedenen Kategorien der 3 Hauptabtheilungen, der Geborenen, der Getrauten, der Gestorbenen. In unserer Tabelle sind zunächst überall die Unterscheidun-

*) Berlin 1841. **) Berlin 1845. ***) Berlin 1846.

gen nach den Geschlechtern fortgelassen worden, daher für die Geborenen nur 2 Rubriken, Eheliche und Uneheliche eingerichtet. Die Abtheilung der Getrauten in den Rubriken 7—16 inclusive sind ganz ausgelassen. Bei den Gestorbenen, welche die Rubriken 17—96 ausfüllen, sind, aufser der Fortlassung des Geschlechtsunterschiedes, die Rubriken 27—68 nicht berücksichtigt worden; dieselben enthalten die Todesfälle nach dem Altersunterschiede von dem 3ten Lebensjahre bis über das 90ste hinaus. Eben so sind die Rubriken von 72—75 inclusive, enthaltend die Todesfälle nach den Jahreszeiten, fortgeblieben. Die Rubriken 76—96 inclusive enthalten die Todesfälle nach den Krankheitsarten und andern Todesursachen geordnet. Dieselben sind, abgesehen wiederum von dem Geschlechtsunterschiede, in der Hauptübersicht, den ganzen Staat betreffend, von uns vollständig wiedergegeben worden; es ist diefs zunächst geschehen, um die Controlle zu ermöglichen. Die Auslassungen, welche in Betreff der Krankheitsarten und anderer Todesursachen in der Tabelle für die einzelnen Regierungsbezirke stattgefunden, ergeben sich durch Vergleich mit der Hauptübersicht von selbst. Als allgemeinen Grund für Auslassungen und Abkürzungen sei gestattet, die Weitläufigkeit und Masse des Materials anzuführen; ob wir unserm Zwecke, das Verhältnifs der Sanitätsanstalten zur Sterblichkeit darzustellen, dadurch geschadet haben, wird sich aus der Erörterung der Resultate ergeben, wo wir zugleich die Auslassungen im Besondern zu motiviren versuchen werden. Ehe wir zu denselben schreiten, geben wir noch zum Verständnifs der Rubriken, sowohl der Hauptübersicht, als der Spezialtabelle, welche die Krankheitsarten betreffen, die Erläuterungen wörtlich, wie sie den allgemeinen amtlichen Bevölkerungslisten vorgedruckt sind, in folgendem wieder.

„Unter die so an innern hitzigen Krankheiten gestorben, sind zu zählen: alle, welche — an hitzigen Fiebern, an Brustfiebern, an Hirnentzündung, an Halsentzündung, an Masern und Rötheln, an Scharlachfieber, an Friesel und Fleckfieber, an Durchfall und Ruhr, auch an der asiatischen Cholera — gestorben sind.

Unter die so an innern langwierigen Krankheiten gestorben, sind zu zählen: die, welche — an Wechselfiebern, kalten Fiebern, unregelmäfsig schleichenden Fiebern, am Stickhusten, an Krämpfen, an der Kolik, an der Gicht, am Wasserkopf, an Abzehrung, Lungensucht, Wassersucht, Engbrüstigkeit, Windgeschwulst, an Epilepsie, Leibesverstopfung, an Tobsucht oder Raserei und an innern organischen Fehlern — gestorben sind.

Zu den äufserlichen Krankheiten und Schäden sind zu zählen: äufserliche Entzündung und Brand, eingeklemmte Bruchschäden, Krankheiten der Urinwege, bösartige und Krebsgeschwüre."

Ohne uns an dieser Stelle in eine Kritik dieser Kategorien und der in dieselben fallenden Spezialbezeichnungen einzulassen, bemerken wir nur, dafs dieselben, den Bevölkerungslisten vorgedruckt, für die Lokalbehörden als Anweisung zur Zusammenstellung ihrer Daten und Einreihung derselben in die Abtheilungen und Rubriken der Bevölkerungslisten dienen.

Sowohl aus der Hauptübersicht für den ganzen Staat, als ganz besonders aus der Spezialtabelle für die Regierungsbezirke ergiebt sich, dafs die Kategorie „der Todesfälle an nicht bestimmten Krankheiten" einen nicht unbeträchtlichen Theil der Todesfälle überhaupt darstellt. Es ist daher sehr bedauerlich, dafs wir einer authentischen Interpretation derselben entbehren. Wir begnügen uns hier, vorläufig ohne Commentar, die Worte Hoffmanns *), des Begründers des statistischen Büreaus, anzuführen; sie lauten: „die nicht bestimmten Krankheiten .... sind gewöhnlich innere, wo es der Umgebung nur an hinreichender Kenntnifs gemangelt hat, um das tödtliche Uebel mit Bestimmtheit anzugeben."

Es folgen nun die Tabellen selbst.

*) A. a. O. S. 19.

Die Erste enthält, wie schon bemerkt, eine Hauptübersicht der Geburten und der Todesfälle im ganzen Staate, nach den einzelnen Kategorien der amtlichen Statistik geordnet. Da die Resultate derselben der Civil- und Militärbevölkerungsliste, welche alljährlich auf Grund der Kirchenregister aufgenommen wird, entnommen sind, so haben wir zugleich die betreffenden Data für die Jahre 1844 und 1845 *) aufgenommen. Wenn wir selbst jede Betrachtung, die aus einer Vergleichung der verschiedenen Jahrgänge sich ergeben möchte, ausgeschlossen haben, so haben wir die gute Gelegenheit, die vorhandenen Resultate mittheilen zu können, um so weniger unbenutzt lassen wollen, als dieselben, den bisher veröffentlichten Mittheilungen des statistischen Büreaus sich anschliefsend, der wissenschaftlichen Arbeit einen fruchtbaren Boden darbieten können.

In der zweiten Uebersicht haben wir eine Verhältnifsberechnung der wichtigsten Kategorien für den ganzen Staat gegeben, wodurch ein Vergleich sowohl mit fremden Staaten, als vorzüglich mit den einzelnen Regierungsbezirken der preufsischen Monarchie erleichtert wird. Wir haben hier noch die Verhältnisse der unehelichen Kinder insbesondere berücksichtigt, weil die hier fallenden gröfsern Summen eine richtigere Anschauung ermöglichen.

Die dritte, Geburts- und Mortalitätstabelle die einzelnen Regierungsbezirke des Staates betreffend, bedarf keiner weiteren Erläuterung.

In der vierten Tabelle sind für die wichtigsten Kategorien übersichtliche Berechnungen gegeben, um bei einem Vergleiche der Resultate, welche sich aus der Hauptübersicht über den ganzen Staat, wie aus der Spezialtabelle für die

*) Da die amtliche Zählung der gesammten Bevölkerung nur alle 3 Jahre stattfindet, so ist die Angabe der Einwohnerzahl für die Jahre 1844 und 1845 nur eine approximative Schätzung, welche sich durch einen Vergleich des Ueberschusses der Geburten über die Todesfälle ergiebt. Diese Daten sind gleichfalls den Acten des statistischen Büreaus entnommen.

einzelnen Regierungsbezirke ergeben, die Differenzen in diesen untereinander sowohl, wie von der allgemeinen Durchschnittssumme, ersichtlicher zu machen.

I. Hauptübersicht der Geburts- und Todesfälle im ganzen Staate für die Jahre 1844, 1845 u. 1846.

1) Es hat betragen die gesammte Bevölkerung des preufsischen Staates

im Jahre 1844 . . . 15,690,433.
- - 1845 . . . 15,904,858.
- - 1846 . . . 16,112,938.

2) Es sind überhaupt geboren worden

im J. 1844 . . .	623,191,	worunter Uneheliche	43,332.
- - 1845 . . .	647,369,	- -	47,030.
- - 1846 . . .	626,424,	- -	46,108.

3) Es sind gewesen Todtgeborne

		worunter eheliche	uneheliche
im Jahre 1844 . .	24,434,	21,997,	2437.
- - 1845 . .	24,612,	22,093,	2519.
- - 1846 . .	24,015,	21,547,	2468.

4) Es sind gestorben vor vollendetem ersten Lebensjahre

		worunter eheliche	uneheliche
im Jahre 1844 . .	100,363,	89,548,	10,815.
- - 1845 . .	111,425,	98,667,	12,758.
- - 1846 . .	117,723,	104,086,	13,637.

5) Es hat betragen die Summe aller Gestorbenen

im Jahre 1844 . . . . 403,842.
- - 1845 . . . . 433,065.
- - 1846 . . . . 473,149.

6) Es sind gestorben an Alterschwäche

im Jahre 1844 . . . . 48,713.
- - 1845 . . . . 50,743.
- - 1846 . . . . 52,433.

Es sind ferner gestorben

	7) Durch Selbstmord;	8) Durch verschiedene Unglücksfälle;
im Jahre 1844	1,575.	6,406.
- - 1845	1,700.	6,884.
- - 1846	1,707.	7,261.

	9) In der Niederkunft und im Kindbett;	10) An Pocken;	11) An der Hundswuth.
im Jahre 1844	4,430.	4,241.	20.
- - 1845	4,541.	2,527.	15.
- - 1846	4,503.	2,462.	28.

12) Es sind gestorben durch innere hitzige Krankheiten

im Jahre 1844 .... 87,735.
- - 1845 .... 99,853.
- - 1846 .... 129,734.

13) Es sind gestorben durch innere langwierige Krankheiten

im Jahre 1844 .... 157,637.
- - 1845 .... 169,471.
- - 1846 .... 174,168.

14) Es sind gestorben durch schnell tödtliche Krankheitszufälle

im Jahre 1844 .... 28,108.
- - 1845 .... 29,864.
- - 1846 .... 31,423.

15) Es sind verstorben an äufseren Krankheiten und Schäden

im Jahre 1844 .... 6,789.
- - 1845 .... 7,138.
- - 1846 .... 7,773.

16) Es sind endlich an nicht bestimmten Krankheiten verstorben

im Jahre 1844 .... 33,754.
- - 1845 .... 35,717.
- - 1846 .... 37,642.

II. Berechnung der wichtigeren, in der Hauptübersicht dargestellten, Verhältnisse für 1846.

A. 1) Im Jahre 1846 betrug die Bevölkerung des preufsischen Staates . . . . . . 16,112,938.
Es sind überhaupt gestorben 473,149;
mithin kommt ein Todesfall auf 34,05 Lebende, oder 2,93 % der Bevölkerung ist gestorben.

2) Es wurden überhaupt geboren . . . 626,424,
darunter waren todtgeboren 24,015;
es kommt also auf 26,08 überhaupt Geborne ein Todtgebornes, oder 3,83 % der Gebornen kam todt zur Welt.

3) Von den Gebornen waren in der Ehe gezeugt 580,316;
es waren unter diesen todtgeboren 21,547,
es kommt mithin auf 26,93 eheliche Kinder ein todtgebornes, oder 3,7 % derselben kamen todt zur Welt.

4) Uneheliche Kinder wurden geboren . . 46,108,
unter denselben waren todtgeborne 2,468;
es kommt mithin auf 18,68 uneheliche Kinder ein todtgebornes, oder 5,35 % derselben waren todtgeborne.

5) Wenn wir von den überhaupt Geborenen 626,424
die Summe der Todtgebornen mit . 24,015 abziehen,
so verbleiben 602,409.

Von diesen sind gestorben 1846 vor dem vollendeten ersten Lebensjahre 117,723,
es ist mithin von diesen unter 5,11 Kindern Eins vor dem ersten Lebensjahre gestorben, oder 19,54 % der lebendig Gebornen.

6) Von den ehelichen Kindern verblieben (nach Abzug der Todtgebornen) noch . 558,769
am Leben. Von diesen starben vor dem ersten Lebensjahre 104,086;
es ist mithin unter 5,36 ehelichen Kindern eins, oder 18,62 % derselben verstorben.

7) Von den unehelichen Kindern verblieben (nach Abzug der Todtgebornen) . 43,640 am Leben. Von diesen starben vor vollendetem ersten Lebensjahre . . 13,637;
es ist mithin unter 3,20 unehelichen Kindern eins, oder 31,24 % derselben verstorben.

8) Von den im ganzen Staate 1846 überhaupt Verstorbenen . . . . . . 473,149, sind *a*) gestorben an innern hitzigen Krankheiten 129,734;
es ist mithin unter je 3,64 überhaupt Gestorbener Einer, oder 27,41 % derselben an inneren hitzigen Krankheiten verstorben;
es sind *b*) gestorben an inneren langwierigen Krankheiten 174,168;
es is mithin unter je 2,71 überhaupt Gestorbener Einer, oder 36,81 % derselben an innern langwierigen Krankheiten verstorben;
es sind ferner *c*) an nicht bestimmten Krankheiten gestorben 37,642;
es ist mithin unter je 12,59 überhaupt Gestorbener Einer, oder 7,95 % derselben an einer nicht bestimmten Krankheit verstorben;
es sind endlich *d*) an Alterschwäche verstorben 52,433;
es ist mithin unter je 9,02 überhaupt Verstorbener Einer, oder 11,08 % derselben an Alterschwäche verstorben.

B. 1) Aus einem Vergleiche der unter *A.* 1) u. 2) aufgestellten Zahlen ergiebt sich ferner, daſs im ganzen Staate auf 25,7 Lebende eine Geburt kommt;

2) und aus einem Vergleiche der unter *A.* 2) u. 4) aufgestellten Zahlen, daſs auf je 13,5 Geburten überhaupt eine uneheliche gezählt wird.

III. Tabelle.

Die Geburts- und Todesfälle in den einzelnen Regierungsbezirken.

Namen der Regierungsbezirke.	Geborene: überhaupt. 1.	Geborene: darunter sind uneheliche. 2.	Gestorben. Todtgeboren: eheliche Kinder; 3.	Gestorben. Todtgeboren: uneheliche. 4.	Gestorben. Todtgeboren: Summa. 5.
Königsberg	34,498	3140	1045	144	1189
Gumbinnen	24,073	1747	564	61	625
Danzig	17,262	1507	499	75	574
Marienwerder	29,066	2443	637	78	715
Posen	40,477	2443	1173	135	1308
Bromberg	21,846	1195	500	61	561
Berlin	13,277	1912	452	124	576
Potsdam	32,200	2479	1214	142	1356
Frankfurt	32,801	2983	1239	185	1424
Stettin	22,872	1817	716	97	813
Cöslin	17,089	1175	513	49	562
Stralsund	6,723	728	221	27	248
Breslau	46,331	5088	1644	280	1924
Oppeln	42,871	2770	1075	116	1191
Liegnitz	33,474	3704	1676	239	1915
Magdeburg	25,496	2141	1039	120	1159
Merseburg	27,591	2867	990	168	1158
Erfurt	12,756	980	404	61	465
Münster	12,031	382	282	14	296
Minden	16,890	844	552	35	587
Arnsberg	19,731	854	662	34	696
Cöln	18,023	940	937	56	993
Düsseldorf	31,218	1138	1426	90	1516
Koblenz	18,145	538	877	23	900
Trier	16,038	649	746	29	775
Aachen	13,427	416	453	25	478

Namen der Regierungsbezirke.	Gestorben.				
	Vor vollendetem Isten Lebensjahre:			Summa aller Gestorbenen.	An Alterschwäche verstorben.
	eheliche Kinder;	uneheliche;	Summa.		
	6.	7.	8.	9.	10.
Königsberg	5192	928	6120	27,456	2809
Gumbinnen	3393	468	3861	21,700	2429
Danzig	3133	537	3670	15,175	1130
Marienwerder	4860	513	5373	19,907	2025
Posen	6999	915	7914	26,824	2906
Bromberg	3444	394	3838	14,273	1552
Berlin	2194	647	2841	9852	624
Potsdam	5748	693	6441	23,456	2584
Frankfurt	4772	797	5569	22,021	2785
Stettin	3676	475	4151	15,083	1703
Cöslin	2398	254	2652	11,986	1669
Stralsund	955	220	1175	4768	575
Breslau	9359	1780	11,139	36,476	3515
Oppeln	6898	821	7,719	30,321	3074
Liegnitz	8409	1404	9,813	28,682	3135
Magdeburg	4404	540	4944	18,295	2337
Merseburg	4967	852	5819	19,485	2652
Erfurt	1876	229	2105	8884	1053
Münster	1648	83	1731	10,543	1229
Minden	2449	158	2607	13,334	1256
Arnsberg	2640	149	2789	15,232	1684
Cöln	2747	201	2948	15,120	1635
Düsseldorf	4389	223	4612	25,451	2895
Koblenz	2979	108	3087	14,064	1633
Trier	2204	125	2329	12,791	1788
Aachen	2317	323	2440	11,769	1756

Namen der Regierungsbezirke.	Gestorben. Nach Todesarten und Krankheiten: Selbstmord.	Im Kindbett.	An Pocken.	Innere hitzige.	Innere langwierige.	Nicht bestimmte.
	11.	12.	13.	14.	15.	16.
Königsberg	98	257	132	9225	9360	2431
Gumbinnen	51	195	354	7373	7064	2011
Danzig	28	160	204	5937	3931	2143
Marienwerder	47	285	181	6693	5685	3003
Posen	74	277	196	7185	6629	5486
Bromberg	32	175	81	4119	3738	2980
Berlin	84	51	10	2690	4168	232
Potsdam	185	219	34	6510	8630	1057
Frankfurt	110	231	80	5758	7297	1197
Stettin	67	170	44	3924	5463	1046
Cöslin	39	169	73	3631	4396	484
Stralsund	38	60	3	1338	1631	201
Breslau	167	318	43	7754	15923	1243
Oppeln	51	315	213	8065	11743	2294
Liegnitz	158	245	6	5879	11685	1505
Magdeburg	94	199	10	3925	8083	529
Merseburg	103	174	50	4632	7379	817
Erfurt	53	105	5	2457	3279	392
Münster	19	66	30	2211	5245	550
Minden	26	102	27	3676	6184	720
Arnsberg	31	122	423	4082	6479	701
Cöln	31	95	28	4513	6450	518
Düsseldorf	52	169	142	6801	10985	1330
Koblenz	30	137	26	4062	4794	1391
Trier	13	148	13	4024	4126	1185
Aachen	21	56	51	2790	3651	2188

IV. Tabelle.

Vergleichende Darstellung der wichtigsten Verhältnisse bezüglich der Geburts- und Todesfälle in sämmtlichen Regierungsbezirken.

Namen der Regierungsbezirke.	Verhältnifs der Geburten zur Einwohnerzahl.		Verhältnifs der Gestorbenen zur Einwohnerzahl.	
	Es kommt Eine Geburt auf Lebende überhaupt.	Es kommt Eine uneheliche Geburt auf Geburtsfälle überhaupt.	Es kommt Ein Todesfall auf Lebende.	Procentsatz.
	1.	2.	3.	4.
Königsberg	24,5	10	30,88	3,23
Gumbinnen	26,2	13	29,14	3,43
Danzig	23,5	11	26,74	3,73
Marienwerder	21,1	11	30,80	3,24
Posen	22,2	16	33,56	2,97
Bromberg	21,2	16	32,50	3,07
Berlin	30,7	6	41,46	2,41
Potsdam	22,3	13	34,88	2,86
Frankfurt	25,6	10	38,15	2,62
Stettin	23,9	12	36,32	2,75
Cöslin	25,4	14	36,22	2,76
Stralsund	27,2	9	38,37	2,60
Breslau	25,1	9	31,96	3,12
Oppeln	23,02	15	32,56	3,07
Liegnitz	27,2	9	31,81	3,14
Magdeburg	26,4	11	36,84	2,71
Merseburg	26,2	8	37,19	2,68
Erfurt	27,3	13	38,67	2,58
Münster	34,9	31	39,93	2,50
Minden	27,2	20	34,48	2,89
Arnsberg	28,6	23	37,08	2,69
Cöln	26,8	19	32,04	3,12
Düsseldorf	27,7	27	34,87	2,86
Coblenz	27,5	33	35,52	2,81
Trier	30,4	24	38,20	2,61
Aachen	29,8	32	34,21	2,92

Namen der Regierungsbezirke.	Verhältniſs der vor vollendetem 1sten Lebensjahre Gestorbenen zur Zahl der Geborenen (abzüglich der Todtgeborenen).		Verhältniſs der an acuten Krankheiten Gestorbenen zur Zahl der überhaupt Gestorbenen.	
	Es kommt Ein Todesfall dieser Kategorie auf Geborene.	Procentsatz.	Es kommt Ein Todesfall dieser Kategorie auf Gestorbene überhaupt.	Procentsatz.
	5.	6.	7.	8.
Königsberg	5,44	18,37	2,97	33,59
Gumbinnen	6,07	16,46	2,94	34,0
Danzig	4,54	21,99	2,55	39,12
Marienwerder	5,27	18,95	2,96	33,62
Posen	4,94	20,20	3,73	26,78
Bromberg	5,54	18,03	3,46	28,85
Berlin	4,47	22,36	3,66	27,30
Potsdam	4,78	20,88	3,60	27,75
Frankfurt	5,63	17,74	3,82	26,14
Stettin	5,43	18,81	3,84	26,01
Cöslin	6,23	16,04	3,30	30,29
Stralsund	5,51	18,14	3,56	28,06
Breslau	3,98	25,08	4,70	21,25
Oppeln	5,39	18,51	3,75	26,59
Liegnitz	3,21	31,09	4,87	20,49
Magdeburg	4,92	20,31	4,66	21,45
Merseburg	4,54	22,01	4,20	23,77
Erfurt	5,83	17,12	3,61	27,65
Münster	6,77	14,75	4,76	20,97
Minden	6,25	15,99	3,62	27,56
Arnsberg	6,82	14,65	3,73	26,79
Cöln	5,77	17,31	3,35	29,84
Düsseldorf	6,44	15,52	3,74	26,72
Coblenz	5,58	17,90	3,46	28,88
Trier	6,55	15,25	3,10	31,45
Aachen	5,30	18,84	4,21	23,70

Namen der Regierungsbezirke.	Verhältniſs der an inneren chronischen Krankheiten Gestorbenen zur Zahl der überhaupt Gestorbenen.		Verhältniſs der an unbestimmten Krankheiten Gestorbenen zur Zahl der überhaupt Gestorbenen.		Verhältniſs der an Alterschwäche Gestorbenen zur Zahl der überhaupt Gestorbenen.	
	Es kommt Ein Todesfall dieser Kategorie auf Gestorbene überhaupt.	Procentsatz.	Es kommt Ein Todesfall dieser Kategorie auf Gestorbene überhaupt.	Procentsatz.	Es kommt Ein Todesfall dieser Kategorie auf Gestorbene überhaupt.	Procentsatz.
	9.	10.	11.	12.	13.	14.
Königsberg	2,95	33,87	11,29	8,85	9,77	10,23
Gumbinnen	3,07	32,55	10,79	9,26	8,93	11,19
Danzig	3,86	25,90	7,08	14,12	13,42	7,44
Marienwerder	3,50	28,55	6,62	15,08	9,83	10,17
Posen	4,04	24,71	4,88	20,45	9,23	10,83
Bromberg	3,81	26,18	4,78	20,87	9,19	10,87
Berlin	2,36	42,30	42,46	2,35	15,78	6,33
Potsdam	2,71	36,79	22,19	4,50	9,08	11,01
Frankfurt	3,01	33,13	18,39	5,43	7,90	12,64
Stettin	2,76	36,21	14,41	6,93	8,85	11,29
Cöslin	2,72	36,67	24,76	4,03	7,18	13,92
Stralsund	2,92	34,20	23,72	4,21	8,29	12,05
Breslau	2,29	43,65	29,34	3,40	10,37	9,63
Oppeln	2,58	38,72	13,21	7,56	9,86	10,10
Liegnitz	2,45	40,73	19,05	5,24	9,11	10,93
Magdeburg	2,26	44,18	34,58	2,89	7,82	12,77
Merseburg	2,64	37,87	23,84	4,19	7,34	13,61
Erfurt	2,70	36,90	22,66	4,41	8,43	11,85
Münster	2,01	49,74	19,16	5,21	8,57	11,65
Minden	2,15	46,37	18,51	5,39	10,61	9,41
Arnsberg	2,35	42,53	21,72	4,60	9,04	11,05
Cöln	2,34	42,65	29,18	3,42	9,24	10,81
Düsseldorf	2,31	43,16	19,13	5,22	8,79	11,37
Coblenz	2,93	34,08	10,11	9,89	8,61	11,61
Trier	3,10	32,25	10,79	9,26	7,15	13,97
Aachen	3,22	31,02	5,37	18,59	6,70	14,92

Ergebnisse.

1) Im Durchschnitt für den ganzen Staat kommt auf 34,05 Lebende ein Todesfall, oder 2,93 Proc., also fast 3,00. Dasselbe Verhältnifs hat, mit Ausnahme einzelner Jahrgänge, welche unter der Wirkung besonders nachtheiliger Einflüsse, wie z. B. der Cholera etc. gestanden, und abgesehen von unbedeutenden Schwankungen, durchschnittlich von 1816 bis 1843 stattgefunden *). Reden **), welcher seine Resultate nach den Ergebnissen vieler Jahre berechnet hat, giebt dieselbe wörtlich in folgender Schlufsfolge an: „Das Verhältnifs der Sterbefälle zur lebenden Bevölkerung ist für letztere am günstigsten in England, nämlich 1 zu 44 bis 46, dann in Frankreich 1 zu 40 bis 41, in Preufsen 1 zu 34 bis 36, in Oesterreich 1 zu 33 bis 34, in Rufsland 1 zu 30 bis 35.“ Wir unterlassen jede allgemeine Betrachtung über dieses Resultat, welches Preufsen in Bezug auf die Sterblichkeit, ein Moment, das für die Bestimmung der Cultur und des Wohlstandes eines Volkes allgemein als maafsgebend anerkannt wird, ungefähr auf gleicher Stufe mit Oesterreich und Rufsland, gegenüber Frankreich und England, erscheinen läfst.

2) Wie kommt die angeführte Durchschnittssumme für den ganzen Staat in Wirklichkeit zu Stande?

Die Antwort auf diese Frage geben zunächst die dritte und vierte Rubrik unserer 4ten Tabelle, welche die Berechnung darstellen, wie sie sich aus dem Verhältnisse der in jedem Regierungsbezirke überhaupt Gestorbenen zur Bevölkerung desselben ergiebt. Die Differenz in den einzelnen Regierungsbezirken ist eine so grofse, dafs, während im günstigsten Falle auf 41,46 Lebende Ein Todesfall, also noch nicht $2\frac{1}{2}$ Proc., im ungünstigsten Falle auf 26,74 Lebende Ein Todesfall, also beinahe 4 Proc. als das Verhältnifs der

*) Dieterici a. a. O. S. 88.

**) Cf. Reden a. a. O. S. 359.

Sterblichkeit sich darstellt. Die in den eben erwähnten Rubriken enthaltenen Data machen eine Wiederholung der Zahlenangaben überflüssig. Wir lassen aber hier die einzelnen Regierungsbezirke der Reihe nach so geordnet folgen, wie die Sterblichkeit in denselben im ungünstigen Verhältnisse steigt; es werden sich dadurch die gleichmäfsigen Verhältnisse dem Leser leicht übersichtlich darstellen. Diese Reihe, zugleich nach merklichen Differenzen gruppirt, ist folgende:

1) Berlin — Münster —
2) Erfurt, Stralsund, Trier, Frankfurt, Merseburg, Arnsberg —
3) Magdeburg, Stettin, Cöslin, — Coblenz, Potsdam, Düsseldorf —
4) Minden, Aachen —

---

5) Posen, Oppeln, Bromberg, Cöln —
6) Breslau, Liegnitz —
7) Königsberg, Marienwerder —
8) Gumbinnen, Danzig. —

Es ist ersichtlich*), dafs in den unter 1—4 gruppirten Regierungsbezirken die Sterblichkeit eine geringere als im Staate überhaupt, dafs hingegen in den unter 5—8 gruppirten Regierungsbezirken die Sterblichkeit eine gröfsere als im Staate überhaupt ist. Wir zweifeln nicht, dafs eine Betrachtung dieser Gruppen, besonders nach ihrem Hauptunterschiede, inwiefern sie nämlich von der durchschnittlichen Sterblichkeit im Staate günstig oder ungünstig differiren, den allgemeinen Satz, dafs Wohlstand und Bildung die vorzüglichsten Factoren der Lebensdauer sind, aufs neue bestätigen möchte. Eine solche Betrachtung aber würde, in Erwägung, dafs die vorhandenen Materialien durchaus keinen directen Anhaltspunkt für die Bestimmung der natürlichen und gesellschaftlichen Einflüsse auf die Sterblichkeit darbieten, für jetzt nur eine sub-

*) Vergleiche die II. Berechnung und die IV. Vergleichende Darstellung.

jective bleiben und nicht einmal Wahrscheinlichkeitsschlüsse erlauben. Indem wir es lieber der Neigung und der Phantasie des Lesers vorläufig überlassen, den Werth dieser Factoren nach eigenem Ermessen zu bestimmen, wollen wir es versuchen, die Differenzen der Mortalität in den einzelnen Regierungsbezirken nach Maafsgabe der in unsern Tabellen vorliegenden Thatsachen zu erläutern. Schon um das Endresultat, welches dem Zwecke dieses Abschnittes, vorzugsweise das Verhältnifs der Sanitätsanstalten zur Sterblichkeit darzustellen, entsprechen soll, möglichst einwandsfrei zu gewinnen, müssen wir zuerst diejenigen Momente betrachten, welche ohne mit den Sanitätsanstalten in einem scheinbaren Zusammenhange zu stehen, gleichwohl für das Verhältnifs der Sterblichkeit von einflufsreicher Bedeutung sind.

Es ist zunächst wichtig, das Verhältnifs der Geburten zur Bevölkerung zu betrachten, denn abgesehen von allgemeinen Bedingungen, welche ein Wechselverhältnifs zwischen der Fruchtbarkeit und der Sterblichkeit einer Bevölkerung erzeugen, ist es klar, dafs mit der Zahl der Geburten auch die Sterblichkeit verhältnifsmäfsig steigen mufs, da durchschnittlich von den Neugeborenen schon im ersten Jahre der 5te Theil wiederum stirbt, und auch in den nächstfolgenden Jahren die Sterblichkeit verhältnifsmäfsig eine grofse bleibt; nach Hoffmann's Berechnung*) für die Jahre 1823—1837 befanden sich in Preufsen unter einer Million Gestorbener 507,010, welche noch nicht das 14te Lebensjahr erreicht hatten.

Das in Frage stehende Moment der Fruchtbarkeit ergiebt sich einfach aus einem Vergleiche der Zahl der Neugeborenen mit der betreffenden Zahl der Einwohner. Indem wir, um Wiederholungen zu vermeiden, wegen der betreffenden Data wiederum auf die Tabellen und Berechnungen verweisen, lassen wir hier die einzelnen Regierungsbezirke in einer solchen Reihe folgen, dafs wir mit dem Bezirke beginnen, welcher durch die Seltenheit der Geburten oben an steht,

*) A. a. O. S. 29 u. ff.

und mit demjenigen endigen, welcher sich durch die gröfste Häufigkeit derselben auszeichnet. Die Bezirke sind gleichfalls wieder nach gleichmäfsigen Verhältnissen gruppirt:

1) Münster, Berlin, Trier — Aachen, Arnsberg —
2) Düsseldorf, Coblenz, Erfurt, Stralsund, Minden, Liegnitz —
3) Cöln, Magdeburg, Gumbinnen, Merseburg —

---

4) Frankfurt, Cöslin, Breslau, Königsberg —
5) Stettin, Danzig, Oppeln —
6) Potsdam, Posen, Bromberg, Marienwerder.

Ein Vergleich der in den Tabellen enthaltenen Data lehrt zunächst, dafs in den unter 1—3 gruppirten Regierungsbezirken eine gröfsere Seltenheit der Geburten, in den unter 3—6 gruppirten eine gröfsere Häufigkeit derselben, als durchschnittlich im Staate überhaupt beobachtet wird. Wir wissen sehr wohl, dafs die von uns angezogenen Data, welche den Grad der Sterblichkeit, wie den der Fruchtbarkeit bezeichnen sollen, den Resultaten eines bestimmten Jahrganges, also Zahlenverhältnissen entnommen sind, welche für Berechnungen dieser Art nur klein zu nennen sind. Wir hoffen jedoch durch Hinweisung auf die Thatsache, dafs die aus unsern Tabellen hergeleiteten Durchschnittszahlen, sowohl für die Geburten (25,7), als für die Todesfälle (34,05) im ganzen Staate durchaus dem Verhältnisse entsprechen, welches sich in der Reihe der Jahrgänge von 1816 bis 1843 *) dargestellt hat, die etwaigen Bedenklichkeiten, die sich unsern Angaben entgegenstellen möchten, zu zerstreuen. In gleicher Weise **) verhält es sich nun auch im Allgemeinen mit den Durchschnittszahlen für die einzelnen Regierungsbezirke der Monarchie. Wenn man aber bedenkt, dafs in diesen letzteren durch die ausnahmsweise Wirkung besonderer Ereignisse, z. B. durch mehr oder minder heftige Epidemien in diesem

*) Cf. Dieterici a. a. O. S. 75 ff.

**) Cf. Dieterici a. a. O. S. 88 ff.

oder jenem Kreise, oder durch wirksame Einflüsse gesellschaftlicher Natur etc. die im Vergleich zum ganzen Staate gegen das 20- bis 26fache kleineren Summen leicht eine mehr oder weniger erhebliche Abweichung von der Regel erleiden können, so wird, wenn aus der vergleichenden Betrachtung dieser Zahlenverhältnisse sich dennoch eine Regel ergiebt, dieselbe nur um so beachtenswerther sein. Zur richtigen Würdigung dieser Regel, welche wir aus den vorliegenden Zahlenverhältnissen bezüglich der Sterblichkeit und der Fruchtbarkeit herleiten wollen, mufs man nicht vergessen, dafs es darauf ankommt, nicht blos die betreffenden Zahlenangaben über Geburts- und Todesfälle in einem und demselben Regierungsbezirke zusammenzustellen, sondern auch die verhältnifsmäfsige Abweichung derselben von der allgemeinen Durchschnittszahl für den Staat zu vergleichen. Diese Vergleichung erscheint insofern von Wichtigkeit, als im Ganzen die Geburtsdifferenzen in den einzelnen Regierungsbezirken, besonders aber in denen, welche ohngefähr die Mitte halten, weniger auffallend erscheinen, als die Sterblichkeitsunterschiede.

Die Durchschnittszahl für das Verhältnifs der Todesfälle zu den Lebenden beträgt für den Staat: 34,05, oder $M = 34{,}05$; in gleicher Weise ist das Verhältnifs der Geburten wie 1 : 25,7, oder $N = 25{,}7$. Theilen wir nun für beide Verhältnisse sämmtliche Regierungsbezirke in 3 Gruppen, so ordnen sich dieselben ungezwungen so, dafs die mittlere Gruppe alle diejenigen Regierungsbezirke enthält, welche in doppelt angeregtem Betracht den gefundenen allgemeinen Durchschnittszahlen für das betreffende Verhältnifs entweder gleichen, oder denselben sich mehr oder weniger in der einen oder andern Richtung nähern, die beiden andern Gruppen aber diejenigen Regierungsbezirke enthalten, welche in höherem Grade von den allgemeinen Durchschnittszahlen sich entfernen, je nach der Richtung, in welcher diefs geschieht. Wir erhalten dadurch, mit einigen Ausnahmen, die aber in Betracht der kleinen Summen, aus denen die Verhältnisse berechnet sind, nicht mal erheblich genannt werden können, für beide Verhältnisse, für die Todesfälle, wie für die Geburten ungefähr dieselben Regierungsbezirke in derselben Gruppenordnung, oder der Grad der Sterblichkeit steht im Verhältniſs zur Häufigkeit, oder Seltenheit der Geburten.

Es hat uns aus 2 Gründen nicht überflüssig erscheinen wollen, auf diese Regel, welche sich eigentlich sowohl aus logischen Gründen ergiebt, als auch allgemein durch Erfahrung constatirt sein dürfte, aufs Neue durch Anwendung der in unsern Tabellen enthaltenen Thatsachen aufmerksam zu machen. Indem wir zunächst in dem Geburtenverhältnisse den natürlichen, allgemeinen Maaſsstab der Sterblichkeit, d. h. die Regel, welcher sie wirklich folgt, oder immer folgen sollte, gefunden haben, wird man uns nicht vorwerfen, daſs wir Wirkungen und Ursachen verwechselt, wie dieſs frühern Untersuchern über das Verhältniſs der Sterblichkeit zu den Sanitätsanstalten geschehen, die z. B. die Wirksamkeit der letzteren aus der Gegenüberstellung der Sterblichkeit einerseits, und des ärztlichen Personals andererseits, je nach seiner Quantität oder Qualität, oder diese beiden letzteren Factoren combinirt, demonstriren wollten. Es führen aber zweitens sowohl die Ausnahmen von jener Regel, (mögen dieselben nun mehr oder minder erheblich erscheinen, so sind sie doch jedenfalls evident), als vorzüglich die Differenzen, welche die einzelnen Regierungsbezirke gegenüber den Durchschnittssummen der Geburten und der Todesfälle für den ganzen Staat darbieten, zu der nicht abweisbaren und uns vor Allem wichtig erscheinenden Erörterung derjenigen Momente, welche, auſser dem eben erörterten, theils in den natürlichen, theils in den Culturverhältnissen vorhanden und von wirksamem Einflusse auf die Sterblichkeit sind. Wir lassen dieser Erörterung

Einige Bemerkungen über sociale Statistik

vorangehen, in der Hoffnung, durch Anwendung derselben aus der Erörterung unserer Materialien fruchtbarere Resultate zu erzielen.

Die in der allgemeinen Statistik enthaltenen Angaben, so genau sie das Zahlenverhältnifs in Betreff der Kirchen, der Schulen, der verschiedenen Handwerke und Fabriken, der Wohnungen etc. auch darstellen mögen, bieten uns, da sie ganz allgemein und völlig beziehungslos zu den Gesundheits- und Sterblichkeitsverhältnissen der Bevölkerung dargestellt sind, keinen Anhaltspunkt für unsere Fragen dar. Wir entbehren ferner zur Beantwortung derselben eine allgemeine, die verschiedenen Bezirke und Kreise des Staates umfassende, zu einem Vergleiche der einzelnen Bezirke untereinander aber durchaus nothwendige Darstellung der Nahrungs- und Lebensweise, der Sitten- und Gewohnheiten der Bevölkerung, der geologischen und klimatischen Verhältnisse — Momente, deren unbedingte Wichtigkeit für unsere Erörterung nicht bestritten wird. So auffallend hiernach ein Mangel solcher Quellen erscheinen mag, so ist, wenigstens im Umfange des speziellen Gebietes und für die nächste Vergangenheit, die unserer Betrachtung unterliegen, kaum der Anfang gemacht worden. Innerhalb der medicinischen Literatur scheint es der Wirkung aufserordentlicher Ereignisse bedurft zu haben, um die wissenschaftliche Forschung auf ein Gebiet zu lenken, das in der That nie hätte aufhören sollen, ein vorzügliches Object derselben zu sein; ein Wunsch, der gewifs kein vergeblicher sein würde, wenn man sich stets die sociale Natur der medicinischen Kunst und Wissenschaft im lebendigen Bewufstsein erhalten hätte.

Es sind bei Gelegenheit der vorjährigen Typhusepidemie in Oberschlesien zwei Schriften erschienen, auf deren ganzen Inhalt wir verweisen, um so kurz als möglich das anzuzeigen, was wir vermissen und was wir wünschen. Herr R. Virchow („Mittheilungen über die in Oberschlesien herrschende Typhusepidemie,“ welche vorzugsweise den Kreis Rybnik betreffen) und Herr Abarbanell („Ein Wort über die Typhusepidemie im Plesser Kreise bis Ende Mai 1848, von den daselbst stationirt gewesenen Aerzten, Abarbanell, etc.“) haben den Einflufs aller oben beregten Momente auf Gesundheit und Krankheit, auf Tod und Leben, zum Theil mit statistischer Genauigkeit, in einer musterhaften Weise dargestellt. In den erwähnten Schriften ist eigentlich der Beweis geliefert, dafs die schreckliche Verheerung, welche die Typhusepidemie in Oberschlesien angerichtet, nur bedingter Weise als eine Naturnothwendigkeit betrachtet werden kann; man wird diese Aeufserung nicht paradox finden können, weil unbezweifelt die furchtbare Wirksamkeit jener Epidemie, innig zusammenhängend mit den Culturverhältnissen des Landes und seiner Einwohner, nur ermöglicht wurde durch den Zustand, in welchem sich die Bevölkerung, in Folge der daselbst herrschenden politischen und socialen Institutionen, befindet. Ja, wir möchten die oberschlesische Epidemie als eine politische Nothwendigkeit bezeichnen, in gewissem Sinne geeignet, den Sturz einer unberechtigten, durch Sorglosigkeit und Unverstand überdiefs verderblichen, Macht zu beschleunigen. Verkündigte dieser Weheruf des beleidigten Genius der Menschheit die Freiheit, um ihr die naturgemäfse Entwickelung zu begründen, oder wird er wiederum durch rohe Gewalt und böse Künste gedämpft und erstickt? Lassen wir naher, oder ferner Zukunft die Antwort für diese Frage, und erörtern, unbeirrt von den vieldeutigen Ereignissen der wirren Gegenwart, die Aufgabe der Wissenschaft.

Die Wissenschaft darf sich damit nicht begnügen, das aufserordentliche Ereignifs durch die vernünftige Erklärung der Ursache und Wirkung des wunderbaren Charakters entkleidet zu haben. Hat das aufsergewöhnliche Ereignifs eine günstige und bestens benutzte Gelegenheit dargeboten, um auch der gewöhnlichen Einsicht den innigen Zusammenhang zwischen der Naturkraft und der Macht der Cultur, zwischen Gesundheit und Krankheit, Tod und Leben der Menschen — und den politischen und socialen Einrichtungen der Gesellschaft klar zu machen, so kann die Wissenschaft weder eine praktische, noch eine prinzipielle Unterscheidung zwischen den feinen, gleichsam geheimen Schwankungen des Massenlebens, die in den Lebensverhältnissen der verschiedenen Volksklassen bedingt sind, gegenüber den, in epidemischer Verbreitung auftretenden, Volkskrankheiten zugeben. Man bezeichnet diese letzteren gewöhnlich als natürliche Epidemien. Gewifs mit gröfserem Rechte werden wir jene Schwankungen des Massenlebens, die in den Lebensverhältnissen der verschiedenen Volksklassen bedingt sind, *gesellschaftliche Epidemien* nennen dürfen. Es ist nur die blinde Macht des historischen Rechts, nur die Abstumpfung, welche eine durch Jahrhunderte andauernde Gewohnheit in unserer Vorstellungsweise erzeugt hat, um das rohe Factum in der heiligen Glorie eines ewigen Naturgesetzes anschauen zu können. Wenn es zur Rechtfertigung des gewählten Ausdruckes „gesellschaftliche Epidemien" sowohl auf die Zahl derer, welche denselben unterliegen, als auf die Eigenthümlichkeit der wirkenden Ursachen ankommt, so dürfen wir uns schon jetzt auf die tägliche und allgemeine Erfahrung berufen. Wir verlangen aber, dafs vor dem Lichte der Wissenschaft der mysteriöse Nebel, welcher annoch die Schwankungen des Massenlebens bedeckt, verschwinde und, dafs anstatt einer unbestimmten Gefuhlsäufserung ein präcises, klares Urtheil den Antheil bestimme, der den verschiedenen Volksklassen, je nach ihren Lebensverhältnissen, an jenen Schwankungen zufällt. Auf das grofse Gebiet, welches diese Aufgabe der wissenschaftlichen Forschung anweist, hat Herr Virchow in einer Reihe geistreicher Aufsätze *) aufmerksam gemacht. Wir wissen auch recht wohl, dafs dieses Gebiet nicht mehr zu den uncultivirten im Bereiche unserer Wissenschaft gehört. Wenn aber trotz umfangreicher und mühevoller Arbeiten, welche wissenschaftliche Forscher diesem Gebiete gewidmet haben, reife Früchte nur spärlich und selten gewonnen werden konnten, so mögen wohl zunächst die praktischen Einrichtungen des Staates, wel-

*) Cf. Die medicinische Reform von R. Virchow und R. Leubuscher. 1848. No. 5. et ff.

che der Wissenschaft nur ein höchst mangelhaftes und sehr oft unzuverläfsiges Material gewährten, eine grofse Schuld an dem ungünstigen Erfolge tragen. Diese Behauptung wird um so natürlicher erscheinen, wenn man erwägt, dafs die wissenschaftliche Forschung in diesem Gebiete bis jetzt gewöhnlich nur durch die Gunst des Zufalls, wie ihn das Ungefähr der Wirklichkeit eben darbot, ermöglicht und durch denselben zugleich auf mehr oder weniger wesentliche Einzelheiten angewiesen wurde. Wir entbehren daher noch Resultate, welche geeignet wären für die Aufstellung allgemeiner Gesetze. Wenn wir durch wissenschaftliche Forschungen zu solchen Gesetzen gelangen sollen, so müssen dieselben durch eine leitende Idee einen bestimmten Einheitspunkt ihres Ursprungs und ihres Ziels haben.

Es ist hier weder der Ort für eine weitläufige Auseinandersetzung jener leitenden Idee, noch fühlen wir uns zur philosophischen Begründung derselben, welche uns bis zur Bekämpfung des Dualismus führen würde, berufen. Wir begnügen uns, um von unserm Thema nicht zu lange abzuschweifen, mit einigen Andeutungen, welche hinreichen werden, unsere Ansicht klar zu machen. — Alle Beobachtungen, welche sich auf das Leben des Menschen, auf seine Entwickelung, seine Existenz oder seinen Untergang beziehen, gleichviel auf welches Verhältnifs dieselben sich erstrecken, zu welcher Zeit oder in welcher Gegend der Erde dieselben auch angestellt werden mögen, treffen den Menschen auf einer bestimmten Stufe der Civilisation. Wenn von rohen, barbarischen, oder wilden Völkern gesprochen wird, so wird mit diesem Ausdrucke, der alle und jegliche Civilisation jener Völker zu negiren scheint, doch immer der Grad einer, wenn auch noch so mangelhaften und geringen Cultur, freilich in einer uneigentlichen Weise, gemessen. Ausgehend von der Thatsache, dafs der Mensch überall und unter allen Umständen es bekundet, dafs er von Natur ein sociales Wesen ist, möchten wir, in gleich uneigentlicher Weise, behaupten, dafs der Mensch gleichsam civilisirt geboren werde.

Die Civilisation ist das Product der natürlichen Thätigkeit des Menschen; die Wissenschaft, welche aus den Erfahrungsobjecten dieser Thätigkeit die allgemeinen Gesetze derselben construirt, ist die sociale Naturwissenschaft, oder die Wissenschaft von der Natur des Menschen.

Vor allen übrigen Zweigen der socialen Naturwissenschaft mufs gerade die sociale Statistik nach der Natur ihres besondern Inhalts, der ja ausschliefslich durch die Erfahrung gebildet wird, welche die Gesellschaft bietet, von einer Unterscheidung zwischen der Wirksamkeit der sogenannten natürlichen Kräfte und der Culturmacht absehen. Nur in so weit diese beiden Momente als eine untrennbare Einheit aufgefafst werden, wird die sociale Statistik Resultate liefern, die der Aufstellung allgemeiner Gesetze zur Grundlage dienen können. Erörtern wir die Richtigkeit und Wichtigkeit dieser Behauptung an einem Beispiele. Ohngeachtet aller scharfsinnigen und mühevollen Forschungen, die man in den verschiedensten Ländern angestellt, um das Geheimnifs der Choleraepidemie zu entdecken, ist man noch immer weit entfernt, ihre näheren oder entfernteren Ursachen bestimmen zu können. Je dunkler annoch also ihr Wesen ist, desto eher würde man berechtigt sein, sie mit dem Namen einer natürlichen Epidemie zu bezeichnen. Erwägen wir hingegen ihren wirklichen Einflufs auf die Sterblichkeit, so lehrt die, zum Theil statistisch genaue, Beobachtung, dafs sie vorzugsweise in bestimmte Klassen der Gesellschaft das Verderben des Todes trägt *). Wir unterlassen es, hier diese Thatsache in ihren Consequenzen für die Wissenschaft und für die Gesellschaft weiter zu verfolgen. Wir halten durch dieses Beispiel unsere Behauptung für genugsam erwiesen, und glauben daher an die lange Reihe sogenannter natürlicher Epidemien, bei welchen, wenn man die ursächlichen

*) Einen treffenden Beleg für diese Behauptung liefert unter andern die vorjährige Choleraepidemie in Berlin.

Momente und die Folgen ihrer Wirksamkeit berücksichtigt, die Bedeutung der verschiedenen Culturverhältnisse unbestritten ist, nicht erst erinnern zu dürfen. Nicht um weitere Belege für unsere Behauptung anzuführen, erinnern wir ferner daran, wie die Beschaffenheit des Klimas, der Temperatur, des Bodens, und der Einfluſs derselben auf die Entwickelung des Menschen durch den Culturzustand der Gesellschaft bedingt sind, sondern um auf die andere Bedingung hinzuleiten, deren Erfüllung eine nothwendige ist, wenn wir durch statistische Forschungen zu allgemeinen Gesetzen gelangen wollen.

Die Bestimmung des Gebietes der socialen Statistik ist von gleich wesentlicher Bedeutung, wenn die wissenschaftliche Bearbeitung derselben glückliche Resultate erzielen soll. Es ist klar, daſs kein einziges Verhältniſs des gesellschaftlichen Lebens ohne Einfluſs auf die Entwickelung des Menschen ist; ein jegliches Moment im Leben der Gesellschaft ist daher für die Aufgabe der socialen Statistik von Bedeutung und ist so berechtigt, als nothwendig bei der Aufstellung der allgemeinen Gesetze. Wir wollen, um der Vorstellung von dem Umfange des Gebietes einen realen Anhalt zu geben, nur an einige Momente erinnern, die bei der Erörterung einzelner, bestimmter Verhältnisse als besonders wichtig erscheinen. Nehmen wir z. B. das Verhältniſs der Sterblichkeit, welches besonders die Statistiker bisher interessirt hat. Es interessiren hierbei nicht blos die bekannten und vielfach erörterten Momente des Geschlechts, des Alters und der Jahreszeiten; es ist für dieses Verhältniſs die Statistik der Ursache, die wir unter dem allgemeinen Begriffe der Krankheiten zusammenfassen wollen, natürlich von der wesentlichsten Bedeutung. Heben wir hier nun zunächst einige Arten, wie z. B. die ansteckenden und erblichen Krankheiten hervor, so ist auch ohne weitere Erörterung klar, daſs vorzugsweise solche Momente, welche aus dem Gesellschaftsleben entspringen, sowohl den Ursprung und die Vernichtung, als auch die Gewalt und die Ausdehnung der Wirksamkeit jener

Krankheitsarten bedingen. Rechtfertigt ferner die Geschichte der untergegangenen und der neu entstandenen Krankheiten schon im Allgemeinen die Behauptung von dem wesentlichen Zusammenhange zwischen den Culturverhältnissen der Gesellschaft und den Krankheiten und dem Tode der Menschen, so können wir uns doch nicht versagen, hier auf zwei Werke hinzuweisen, welche für die Behauptung, dafs die Culturgeschichte der Völker in der Geschichte der Krankheiten sich wiederspiegelt, einen, wie wir glauben, stichhaltigen Beweis liefern. Herr Ideler und Herr Leubuscher haben, der Eine für die neueste Zeit, der Andere aus der Geschichte der vier letzten Jahrhunderte nachgewiesen, wie die verschiedenen Gestaltungen des Wahnsinns wesentlich von dem zeitweiligen Culturstande der Gesellschaft bedingt sind. Unter Berufung auf jene Schriften „Ideler, der religiöse Wahnsinn, Ein Beitrag zur Geschichte der religiösen Wirren der Gegenwart" und „Leubuscher*), der Wahnsinn in den vier letzten Jahrhunderten," wird die Gattungsbezeichnung eines socialen Wahnsinns wohl gerechtfertigt erscheinen.

Wir wollen hier auf die vielfachen ursächlichen Bedingungen der Krankheit und des Todes, welchen die verschiedenen Klassen der Gesellschaft, je nach ihrer Lebensweise und ihrer Berufsthätigkeit, unterworfen sind, nicht weiter im Allgemeinen eingehen, je mehr wir eben überzeugt sind, dafs eine blofse Unterscheidung nach solchen Kategorien nicht zu richtigen Resultaten führen kann. Es ist z. B. bei der Untersuchung einer einzelnen Berufsart von der wesentlichsten Bedeutung, die derselben angehörigen Fälle nach dem Grade des Wohlstandes und der Bildung zu klassificiren, um den Einflufs der Berufsthätigkeit auf Tod und Leben richtig zu schätzen. Seit langer Zeit ist durch vielfache Beobachtungen das Resultat festgestellt, dafs ungefähr 20 Procent der Neugeborenen im ersten Lebensjahre sterben. Die Erwägung,

*) Nach dem Französischen des Calmeil bearbeitet.

dafs diefs Verhältnifs sowohl bei den Unehelichgeborenen, als auch bei den Armen ein ungünstigeres ist, giebt aber nicht blos dem Zweifel, ob die Beobachtung die natürliche Regel festgestellt habe, einigen Anhalt, sondern regt auch die weitere Betrachtung an, dafs überhaupt die grofse Sterblichkeit der Kinder durch zufällige, unnatürliche und daher durch die Macht der Civilisation zu beseitigende Einflüsse bedingt sei.

Wir wollten den Umfang des Gebietes, welches der socialen Statistik zufällt, bezeichnen und haben nur einige Beispiele hervorgehoben, welche bei der Untersuchung über den Tod des Menschen interessiren. Wenn man erwägt, dafs die gesammte Entwickelung des Menschen in den mannigfachen Verhältnissen, welche das Leben der menschlichen Gesellschaft zur Erscheinung bringt, Aufgabe der socialen Statistik ist, so wird die Vorstellung von der grofsen und mühevollen Arbeit, welche derselben obliegt, sich vielleicht ins Unbegrenzte auszudehnen scheinen, nicht weniger aber auch in der Ueberzeugung von den so wichtigen wie seegensreichen Resultaten, welche sie erwarten läfst, einen freundlichen Ruhepunkt finden.

Die vorstehenden Bemerkungen über sociale Statistik, zu welchen wir zunächst durch die wünschenswerth erscheinende Erklärung der Ausnahmen und der Differenzen veranlafst worden sind, zeigen uns den grofsen Umfang der für jene Erklärung wichtigen Momente, für die uns sowohl die ohngefähre, als die statistische Schätzung mangelt. Andererseits haben wir nachzuweisen versucht, dafs die sociale Statistik, um durch ihre Forschungen richtige Resultate zu gewinnen, von einer Trennung der Wirksamkeit der sogenannten natürlichen Kräfte und der Culturmacht absehen mufs. Um den Werth dieser Ansicht zu prüfen, wollen wir den Versuch durch Benutzung des in unsern Tabellen enthaltenen Materials wagen. Mag uns auch die Erklärung der beregten Ausnahmen und Differenzen nur wenig oder gar nicht gelingen, so wird es vielleicht, wenn wir den Gesichtspunkt des untrennbaren Zusammenhanges aller Erscheinungen des Gesellschaftslebens festhalten, dieselben als die Aeufserung der natürlichen Thätigkeit des civilisirten Menschen auffassend, möglich sein, aus den, über die verschiedenen Kategorien der Geburts-, Krankheits- und Todesverhältnisse vorhandenen, Angaben haltbare Schlüsse über manche bedeutsame Culturmomente zu finden.

Bevor wir diese Betrachtungen beginnen, erscheint es angemessen, an dieser Stelle die Bedeutung eines Culturverhältnisses abzuschätzen, über welches unsere Tabellen statistisch genaue Data enthalten. Ohne vorweg das Urtheil des Lesers für die heilsame Wirksamkeit der Sanitätsanstalten gewinnen zu wollen, so wird doch die Behauptung unbestritten bleiben, dafs die Existenz von Sanitätsanstalten, ihre vollkommene, oder mangelhafte Einrichtung, immerhin in vielfachem Betracht einen Gradmesser der Civilisation bildet. Abgesehen, dafs die Beschaffenheit der Sanitätsanstalten in den uns jetzt interessirenden Betrachtungen eine nicht verkennbare Bedeutung hat, so gewinnen wir zugleich in den statistischen Daten über die Sanitätsanstalten einen controllirenden Maafsstab für die Schätzung derjenigen Culturverhältnisse, welche wir aus unseren Daten über Geburten, Krankheiten und Todesfälle zu erschliefsen, versuchen wollen.

Die Sanitätsanstalten

des Staates sind nach allen uns wichtig erscheinenden Beziehungen in den beiden ersten Tabellen (siehe oben S. 12 u. ff.) dargestellt. Für die statistische Schätzung des Werthes der Sanitätsanstalten der einzelnen Regierungsbezirke, sowohl für sich, als im Vergleiche mit einander, bieten die in den verschiedenen Rubriken der 1sten Tabelle enthaltenen Data genügenden Anhalt. Die Combination der verschiedenen, in der Tabelle enthaltenen, Factoren kann nach dem Standpunkte, auf den man sich bei Schätzung derselben stellt, wohl zu verschiedenen Resultaten führen. Wir haben bei der von uns vorgenommenen Schätzung sorgfältig alles Willkührliche und Unbestimmte ausgeschlossen und auch deshalb auf die verschiedene Qualification des ärztlichen Personals keine Rücksicht genommen, weil durch dieselbe die Wirksamkeit desselben nur sehr bedingt bestimmt wird. Wir haben bei unserer Berechnung folgende Verhältnisse berücksichtigt, die Dichtigkeit der Bevölkerung, die Zahl der Aerzte und Apotheken zur Zahl der Einwohner und endlich die Vertheilung des ärztlichen Personals und der Apotheken im Verhältnifs zur räumlichen Ausdehnung. Des leichteren Verständnisses halber und um grofse Zahlen zu vermeiden, haben wir den Ausdruck des Werthes der Sanitätsanstalten in der Art gewählt, dafs wir nach dem gefundenen Ergebnisse den Mangel bestimmen, welcher an Sanitätsanstalten in den einzelnen Regierungsbezirken sich ergiebt; wir wählten für die Berechnung, wie aus der folgenden Erläuterung ersichtlich, Berlin als Grundlage. Wir setzen Berlin = 0, d. h. es ergiebt sich für Berlin unter den gefundenen Resultaten das günstigste, oder in Berlin ist relative kein Mangel an Sanitätsanstalten. Auf Berlin folgt zunächst Düsseldorf, das wir daher = 1 setzen; und so fort bis zu Gumbinnen, das = 25 gesetzt ist, d. h. in Gumbinnen beträgt der Mangel an Sanitätsanstalten nicht das Fünfundzwanzigfache gegen Düsseldorf, sondern jener Bezirk nimmt unter den preufsischen Bezirken, wenn man sie nach ihren Sanitätsanstalten ordnet, die 25ste Stelle ein. Diefs zum Verständnifs der in der 16ten Rubrik der 1sten Tabelle enthaltenen Zahlenwerthe. Da es so durch einfache Zahlen ausgedrückt ist, wie die einzelnen Regierungsbezirke in dem Werthe ihrer Sanitätsanstalten, oder in dem Bedürfnisse nach Verbesserung derselben auf einander folgen, so erscheint, unter Hinweisung auf obige Tabelle, eine nach jener Reihenfolge geordnete Uebersicht derselben hier überflüssig. — Ob irgend eine und welche Bedeutung der festgestellte Werth der Sanitätsanstalten für unsere Betrachtungen, die wir nun beginnen, hat, wird sich aus diesen selbst ergeben müssen.

1) Die Differenzen der einzelnen Regierungsbezirke von den Durchschnittssummen für den ganzen Staat.

a. Das Verhältnifs der Geburten zur Zahl der Lebenden, welches im Staate durchschnittlich sich wie 1 : 25,7 verhält, ist in den verschiedenen Regierungsbezirken ein sehr verschiedenes und weicht nach beiden Seiten so bedeutend von dem Mittel ab, dafs die beiden, von der allgemeinen Durchschnittssumme zumeist abweichenden, Bezirke, Münster (1 : 34,9) und Marienwerder (1 : 21,1), beinahe um das Zwiefache von einander differiren. — Die Beziehung des Geburtenverhältnisses auf die Dichtigkeit der Bevölkerung und auf die Bedingungen des Erwerbes liegt sehr nahe und ist daher bisjetzt von den Statistikern ziemlich allgemein erörtert worden. Dieterici (a. a. O. S. 78) meint, dafs die Dichtigkeit der Bevölkerung nicht direct ein Erschweren der Ernährung herbeiführe, sondern dafs durch die Mannigfaltigkeit des Lebens bei derselben mehr Nahrungszweige für die arbeitenden Klassen sich eröffneten und erklärt es daher, dafs nicht gerade die am dichtesten bewohnten Regierungsbezirke *) durch Seltenheit der Geburten sich auszeichnen. Diese Erklärung scheint jedoch nicht genügend, wenn wir erwägen, dafs gerade die Regierungsbezirke Danzig, Oppeln, Posen, Bromberg, Marienwerder durch Häufigkeit der Geburten sich auszeichnen, ob wohl eben in diesen Bezirken die Nahrungsverhältnisse der arbeitenden Klassen die schwierigsten sein möchten, während in den wohlhabenden und allgemein eine leichtere Gelegenheit für die Ernährung darbietenden Bezirken, wie z. B. Münster, Berlin, Trier, Aachen, Düsseldorf, Erfurt, Stralsund etc. Seltenheit der Geburten bemerkt wird. Welche Erklärung aber auch für dieses Verhältnifs beliebt werden möchte, so ist durch diesen thatsächlich constatirten Gegensatz doch klar,

*) Ueber die Dichtigkeit der Bevölkerung vergleiche die 9te Rubrik der 1sten Tabelle S. 13.

dafs nur diejenige dem wahren Sachverhältnifs entsprechen wird, welche unter Festhaltung des Gesichtspunktes, dafs die Civilisation als das Product der natürlichen Thätigkeit des Menschen aufgefafst werden mufs, bei der Statistik derjenigen Erscheinungen, deren Ursprung man insbesondere auf die Wirksamkeit der natürlichen Kräfte zurückzuführen, geneigt ist, wie z. B. der Geburts- und Sterblichkeitsverhältnisse, auch die ursächlichen Momente berücksichtigt, welche der ganze Inhalt des so vielfach bewegten Lebens der Gesellschaft darbietet. Versuchen wir, den socialen Charakter der Statistik des Menschen festhaltend, den Inhalt des oben dargestellten Gegensatzes vollkommen zu würdigen, so wird es klar, dafs derselbe zwei beachtenswerthe Punkte darbietet. Es drückt sich nämlich in demselben nicht allein der untrennbare Zusammenhang zwischen der Wirksamkeit der sogenannten Naturkräfte und der gesellschaftlichen Verhältnisse in materieller Beziehung, hier in dem Culturmoment des Eigenthums erscheinend, in unverkennbarer Weise aus, sondern es steht auch, oder vielleicht vorzugsweise, eben weil es sich um Bestimmung der Fortpflanzung und Fruchtbarkeit des Menschen handelt, die geistige und sittliche Entwickelung der menschlichen Natur in Frage. Ohne in eine weitere Betrachtung über die Institution der Ehe hier einzugehen, wollen wir uns mit einigen Andeutungen begnügen, welche, mit dem uns zu Gebote stehenden statistischen Material in nähere Beziehung gebracht, vielleicht geeignet sind, der hypothetisch erscheinenden Bemerkung etwas mehr Realität zu verleihen.

Herr R. Virchow bemerkt in seinen Mittheilungen über die oberschlesische Typhusepidemie *) wörtlich folgendes. „Wie der englische Arbeiter in seiner tiefsten Versunkenheit, in der äufsersten Entblöfsung des Geistes endlich nur noch zwei Quellen des Genusses kennt, den Rausch und den Beischlaf, so hatte auch die oberschlesische Bevölkerung bis vor we-

*) A. a. O. S. 166.

nigen Jahren alle Wünsche, alles Streben auf diese beiden Dinge concentrirt. Der Branntweingenuſs und die Befriedigung des Geschlechtstriebes waren bei ihnen vollkommen souverän geworden, und so erklärt es sich leicht, daſs die Bevölkerung eben so rapid an Zahl wuchs, als sie an physischer Kraft und moralischem Gehalt verlor. Es wiederholte sich bei ihr, was von den in England eingewanderten irischen Fabrikarbeitern seit langer Zeit bekannt ist." —

Ueber die tiefe geistige und materielle Versunkenheit der dortigen Bevölkerung lauten die Nachrichten der verschiedensten Autoren so übereinstimmend, daſs darüber ein Zweifel weiter nicht obwalten kann. Der Behauptung aber, daſs die rapide Bevölkerungszunahme mit der Versunkenheit der betreffenden Bevölkerung in einem ursächlichen Zusammenhange stehe, scheint uns eine statistische Thatsache zu entsprechen, die wir, wenn gleich der Verfasser dieselbe auf seine obigen Ansichten nicht bezogen hat, in Hrn. Virchow's Mittheilungen finden. Es ist nämlich *) die Bevölkerungssumme des Kreises Rybnik vom Jahre 1834 bis zum Jahre 1847 von 42303 bis zur Höhe von 59320 gewachsen, während in derselben Zeit die Zahl der Wohnhäuser nur von 5544 bis auf 6396 gestiegen ist: d. h. die Vermehrung der Wohnungen steht zur Vermehrung der Volkszahl in dem ungünstigen Verhältniſs von 1:20. Klar geht zunächst aus diesem Verhältniſs hervor, daſs gewiſs weder in vermehrtem Wohlstande, noch in verbesserten Nahrungsverhältnissen die rapide Zunahme der Bevölkerung begründet war; und wenn gleich wir es vorläufig dahingestellt sein lassen wollen, ob die Zunahme der Bevölkerung einem verhältniſsmäſsigen Verfalle der physischen Kraft und der moralischen Energie entspricht, so erscheint doch jedenfalls die zwiefache Sorglosigkeit der Eltern, um die eigne Existenz, wie um das Unterkommen ihrer Kinder, als ein

*) A. a. O. S. 24.

sehr auffallendes Zeichen trauriger Indolenz. Wir finden im weitern Verlaufe dieser Betrachtungen wohl noch eine weitere Anknüpfung an diese Erscheinung; für jetzt soll uns obige Bemerkung, die in der Schrift, der sie entlehnt ist, durch die Beobachtungen in dem kleinen Kreise, auf den sie sich zunächst bezieht, begründet ist, nur dazu dienen, um eine für das grofse Gebiet des ganzen Staates gültige Erörterung des fraglichen, in den vorliegenden statistischen Thatsachen ausgedrückten, Geburtenverhältnisses daran anzuschliefsen.

Es ist wohl für Jedermann einleuchtend, dafs der Grad menschlicher Bildung, durch welche überhaupt die Fähigkeit für geistige Genüsse und der wirkliche Genufs geistigen Gutes bedingt wird, einen vorzüglichen Maafsstab in dem gegenseitigen Verhältnifs der Geschlechter findet. Es wird, je nach dem Standpunkte der Intelligenz und der Sittlichkeit sowohl des Individuums als der Gesellschaft, dieses Verhältnifs, obwohl stets und überall auf dem natürlichen Gegensatze der Geschlechter beruhend, entweder einen mehr geistigen, der Natur des Menschen als eines denkenden und fühlenden Wesen entsprechenden Inhalt darstellen — oder es wird mehr nur die materiellen, einfach thierischen Beziehungen zur Erscheinung bringen. Durch Sitte und Gesetz wird dieses Verhältnifs, je nach seinem Inhalte, in dem öffentlichen wie in dem privaten Leben eines Volkes dargestellt; nicht minder charakteristisch aber wird dasselbe in seinem individuellen und gewissermafsen geheimen Inhalte sich gestalten und — welche bedeutsame Consequenzen für das relative Verhältnifs der Geburten daraus folgen, wird eben klar in dem Falle, wo die Wirklichkeit uns die eine Richtung dieses Verhältnisses in ihrer extremen Erscheinung darstellt, bei einer Bevölkerung, die im Allgemeinen fast bis zur Verthierung gesunken ist. Freilich wohl wird die Lage der Bevölkerung Oberschlesiens als eine im ganzen Staatsgebiete vielleicht vollständig isolirte Ausnahme betrachtet werden müssen; sind wir ferner eben so wenig im Besitze statistischer Daten, um die Intelligenz und Sittlichkeit in den einzelnen Bezirken der Monarchie zu bemessen, so wird dennoch eine allgemeinere Anwendung unseres Grundsatzes zu einer richtigen Schlufsfolge führen, und wir werden unter Hinweisung auf unsere statistischen Angaben über die Geburts-Häufigkeit, oder Seltenheit wenigstens eine wahrscheinliche Schätzung der geistigen und sittlichen Bildungsstufe in den verschiedenen Bezirken andeuten können. Erinnern wir uns des Gegensatzes, den unsere statistischen Daten zwischen den Regierungsbezirken des Staates im Geburtenverhältnifs darstellen, so führen obige Betrachtungen auch uns zu einer bestimmten, gleichfalls zwar auf dem Verhältnisse des Wohlstandes und der Nahrungsbedingungen basirten Erklärung, dieselbe ist aber jener, von uns bezweifelten und den Thatsachen nicht entsprechenden, grade entgegengesetzt. Es scheint der Wohlstand durch seinen nahen Zusammenhang mit geistiger und sittlicher Bildung, durch deren Einflufs auf das Geschlechtsleben, wie überhaupt auf die Gesellschaft und die Stellung des Individuums in derselben, durch die erhöheten und veränderten Ansprüche auf den Genufs der Lebensgüter, durch die Sorgfalt, diesen Ansprüchen ein Genüge zu schaffen direct auf die Seltenheit der Geburten einzuwirken, während andererseits die Armuth und Unbildunng grade durch die entgegengesetzten Einflüsse auf die Häufigkeit der Geburten hinwirken.

Wenn zur Erhärtung dieser Betrachtungen zunächst nur auf die uns vorliegenden Daten, welche sowohl das mittlere Verhältnifs, als die Extreme nach beiden Richtungen für das Jahr 1846 in den verschiedenen Bezirken darstellen, hingewiesen werden kann, so wollen wir doch auf die von Hoffmann nach den statistischen Daten der Jahre 1822—37 ausführlich erörterten Ergebnisse hiemit wenigstens aufmerksam machen, es dem vergleichenden Urtheile überlassend, inwiefern dieselben zur Bestätigung unserer Erklärungsweise geeignet erscheinen. Kurz möge angedeutet werden, dafs die östlichen Provinzen an der Zunahme der Bevölkerung von 1822—1837 bei weitem den gröfsten Antheil haben, dafs in diesen Provinzen auf eine bestimmte Anzahl von Einwohnern eine gröfsere Zahl von stehenden Ehen kommt, als in den mittleren und besonders in den westlichen, dafs die Fruchtbarkeit der Ehen in den östlichen Provinzen überwiegend beträchtlicher ist, als in den beiden andern Provinz-Abtheilungen des Staates.

So wichtig für die Bedeutung des Geburtenverhältnisses, zumal von dem angeregten Standpunkte aus, das Verhältnifs der unehelichen Geburten zu sein scheint, so wird man durch Hoffmann's *) speziellern Nachweis doch eines Andern belehrt; es geht aus demselben mit Evidenz hervor, dafs innerhalb eines und desselben Regierungsbezirkes in den nächstgelegenen Kreisen die bedeutendsten Gegensätze vorgefunden werden. Wir geben die aus unsern Daten folgende Berechnung in der 2ten Rubrik der letzten Uebersicht, um sie später, wenn es möglich, bei Erörterung einiger Ausnahmefälle zu benutzen.

Wir können die Frage von dem Verhältnisse der Geburten zur Zahl der Lebenden nicht schliefsen, ohne vorher noch eine interessante, statistisch genaue Thatsache anzuführen, die im Zusammenhange mit dem Culturzustande gerade die physische Kraft und Energie einer Bevölkerung durch das Geburtenverhältnifs bemifst. Factisch ist es, dafs die rapide Zunahme der Bevölkerung in Oberschlesien, nach genaueren Nachrichten wenigstens in einigen Kreisen, aufgehört und dafs von dieser Zeit an die Zahl der Geburten dauernd abgenommen hat. Herr Virchow, welcher diesen Wechsel von der Zeit, seit welcher die oberschlesische Bevölkerung, durch kirchlichen Einflufs geleitet, dem Branntweingenusse entsagt hat, datirt, bringt denselben mit dieser Entsagung in ursächlichen Zusammenhang. Seine Worte

*) A. a. O. S. 37 ff.

lauten wie folgt: „Das Volk war in seiner Weise transcendent geworden, gleich den christlichen Asceten der ersten Jahrhunderte; aber es vernachläfsigte die Materie nicht aus geistiger (sittlicher) Erhebung, sondern aus geistiger Versunkenheit.“ Ob diese Erklärung in etwas begründet und welcher Antheil der Indolenz des Volkes an der Abnahme der Geburten zugeschrieben werden müsse, mag dahin gestellt bleiben. Uns scheinen die gesunkene Lebensenergie und die physische Schwäche, bedingt sowohl durch die frühere extreme Bevölkerungszunahme, wie auch durch die Unzahl und Gewalt der übrigen ungünstigen Einflüsse die wahrscheinlichere und näherliegende Ursache der andauernden Abnahme der Geburten. — Wir sind freilich nicht im Stande, diesen Ausspruch durch Hinweisung auf unsere Tabellen, welche die Data für das Jahr 1846 enthalten, als einen allgemein gültigen zu erhärten, da begreiflicher Weise für das fragliche Verhältnifs nur Beobachtungen, welche mehrere aufeinanderfolgende Jahrgänge umfassen, maafsgebend sein können. Gleichwohl wird die Mittheilung einer Thatsache, die eben demselben Beobachtungskreise, auf welchen sich die Bemerkung des Herrn Virchow bezieht, entlehnt ist, wenigstens für diesen Kreis unsere Ansicht bestätigen; zugleich erscheint sie geeignet, auf einem gröfsern Gebiete eine Prüfung über ihre allgemeine Stichhaltigkeit anzuregen *).

*) Das aufserordentliche Ereignifs der vorjährigen grofsen Typhusepidemie in Oberschlesien scheint in der That die Entwickelung der medicinischen Kunst und Wissenschaft in eine hoffnungsreiche Bahn zu leiten. So eben mit der Correctur dieser Blätter beschäftigt, kommt uns die No. 43. der „medicinischen Reform“ zu Gesicht, welche ein, von der Gesellschaft für wissenschaftliche Medicin ausgearbeitetes, „Programm für die Beobachtungen der oberschlesischen Distriktsärzte“ enthält. „Die grofse Typhusepidemie von 1847—48“ beginnt die einleitende Denkschrift „hat die Augen der ganzen Welt auf Oberschlesien gerichtet und der Medicin liegt es ob, die Aufschlüsse zu geben, wie solche Verhältnisse im Herzen Europas bestehen konnten.“ Nach der dringenden Aufforderung an die Distriktsärzte zur Bil-

Unsere Ansicht findet nämlich ihre Bestätigung in der Beobachtung des Herrn Abarbanell, der für alle Ortschaften des Kreises Pleſs die gesunkene Lebensenergie der Bevölkerung an der Abnahme ihrer productiven Thätigkeit gemessen und in einem statistischen Nachweise dargestellt hat. „Während noch im Jahre 1846 die Menge der Gebornen die der Gestorbenen nicht nur in der Durchschnitts-, sondern selbst in der Einzelzahl für jede Parochie überwiegt, steigt die Mortalität vom Jahre 1847 in einem unglaublichen Maaſse. Zu gleicher Zeit fangen die Geburten an, seltner zu werden und zwar gleichmäſsig in allen Parochien, eine ausgenommen...... Dieses umgekehrte Verhältniſs der Gebornen zu den Gestorbenen tritt am deutlichsten im Jahre 1848 hervor,.. wo zuletzt die Productivität an einem Orte gänzlich, an andern Orten fast ganz erlischt“ *).

Durch unsere bisherigen Betrachtungen ist, wir wissen es sehr wohl, der Zusammenhang zwischen der Macht der Culturmomente und der Wirksamkeit der sogenannten natürlichen Kräfte bezüglich der Erscheinungen, welche das Geburtenverhältniſs innerhalb der Civilisation betreffen, keineswegs erschöpfend dargestellt, vielmehr nur soweit angedeutet, als wir unsere Ansichten auf sichere Thatsachen stützen zu können glaubten; dennoch aber verlassen wir jetzt diese Frage,

dung einer Association, wird an diese die Aufgabe ausgedehnter topographischer und statistischer Arbeiten gestellt. „Die Beschaffenheit des Bodens, die natürlichen und Culturpflanzen des Landes, Temperatur, Feuchtigkeit und Druck der Luft, herrschende Windesrichtungen, Zahl der Geburten, der Erkrankungen und Todesfälle, die Einwohner und ihre socialen Verhältnisse, ihre Lebensweise, ihre Wohnungen, ihre Nahrung etc. werden der Gegenstand dieser Arbeiten sein müssen.“ Der nahe Zusammenhang dieser Aufgabe mit unserem ganzen Thema wird diese spezielle Anführung entschuldigen; wegen der übrigen Punkte verweisen wir auf unsere Quelle.

*) Cf. Abarbanell a. a. O. S. 18 und die angehängte statistische Tabelle.

uns auch ferner möglichst auf den Kreis beschränkend, der uns durch die vorliegenden statistischen Daten vorgezeichnet ist. Wir dürfen so, aufser dem Vortheile der Sicherheit, noch hoffen, für die schon gewonnenen Resultate noch mancherlei Belege zu finden.

b. Die Differenzen in dem Verhältnisse der Todesfälle zur Zahl der Lebenden von der Durchschnittssumme für den Staat, (34,05) wie in den einzelnen Regierungsbezirken sind so grofs, dafs Gumbinnen und Danzig von Berlin und Münster um das Zwiefache differiren. Die spezielleren Angaben für jeden Bezirk sind in den Tabellen enthalten und die Unterschiede aus denselben leicht ersichtlich, eine Wiederholung deshalb an dieser Stelle überflüssig.

Betrachten wir nun das Verhältnifs der Sterblichkeit, abgesehen von dem schon erörterten Zusammenhange mit der Häufigkeit, oder Seltenheit der Geburten, so ist der mächtige Einflufs des Wohlstandes und der Bildung auf Gesundheit und Krankheit, auf Leben und Tod so einleuchtend und überdiefs so allgemein anerkannt, dafs eine Erörterung dieses Zusammenhanges eine ermüdende Weitläufigkeit sein möchte. Würde nun gleichwohl eine Bestimmung des Reichthums und der Bildung der einzelnen Bezirke aus dem Grade der Sterblichkeit gezwungen und auch gewagt erscheinen müssen, so ist die umgekehrte Schlufsfolgerung eine um so natürlichere und sachgemäfsere, je directer und intensiver der Einflufs des materiellen und geistigen Nothstandes auf die Sterblichkeit sich gestaltet. Wir finden deshalb auch wiederum vorzüglich in denjenigen Bezirken, in denen im Allgemeinen ein geringerer Wohlstand, schwierigere Nahrungsverhältnisse, weniger Bildung vorhanden sind, eine gröfsere, in denjenigen hingegen, in denen im Allgemeinen die umgekehrten Verhältnisse vorwaltend sind, eine geringere Sterblichkeit. Wir heben als Belege für die günstige Seite dieses Gegensatzes Berlin, Münster, Erfurt, Stralsund, Trier, Frankfurt, Merseburg, Arnsberg, für die umgekehrte Danzig, Gumbinnen, Marienwerder, Liegnitz, Breslau, Bromberg, Cöln, Oppeln, Posen hervor und glauben auf einen besonders gegründeten Widerspruch uns nicht vorbereiten zu dürfen. Wenn wir darauf aufmerksam machen, dafs in dem, für das Sterblichkeitsverhältnifs constatirten, Gegensatze der Bezirke die Gruppirung derselben im Ganzen der Regel entspricht, welche sich für den Zusammenhang zwischen dem Grade der Sterblichkeit und der Häufigkeit und Seltenheit der Geburten herausgestellt hat, so geschieht diefs nicht, um hiedurch diese Regel nochmals durch neue Beweise zu erhärten; dieselbe ist auch ohnediefs im Allgemeinen nicht bestritten. Wir erinnern vielmehr an die Bedeutung dieses Gegensatzes nur deshalb, weil wir, in der Voraussetzung des sichern Zusammenhanges zwischen dem materiellen und geistigen Noth- und Wohlstande und den Sterblichkeitsgraden, in demselben einen Beleg sehen für die grofse Wahrscheinlichkeit unserer oben ausgesprochenen Ansicht über den Wohlstand und die Bildung als Bedingungen für die Seltenheit der Geburten. Die, in diesem Gegensatze wirklich oder scheinbar hervortretenden, Ausnahmen werden wir weiter unten zu erörtern, versuchen. Dafs übrigens bei dem Verhältnifs der Sterblichkeit die Zahlenwerthe gröfsere und, besonders in den extremen Fällen, auffallendere Unterschiede darstellen, als bei den Geburten, erklärt sich wohl genügend aus der Erwägung, dafs eben der Einflufs der beregten Momente auf Tod und Leben ein mehr ausgedehnter und mächtiger ist. Eben deshalb glauben wir zugleich uns einer weitern, allgemeinen Erörterung der Sterblichkeitsdifferenzen der Bezirke untereinander und von der grofsen Durchschnittssumme enthalten zu dürfen; indem wir den Leser für speziellere Betrachtungen der Art auf eine Vergleichung der, in der 3ten und 4ten Rubrik unserer letzten Tabelle enthaltenen, Berechnungen verweisen, wenden wir uns zur Erörterung der Resultate, welche in den Kategorien für die besondern Todesursachen und Todesarten dargestellt sind.

Unter den von uns aus den allgemeinen Listen aufgenommenen Kategorien enthalten unsere Tabellen zunächst 2 Rubriken, welche geeignet erscheinen, den Einfluſs der Culturmacht auf die Sterblichkeit noch insbesondere anschaulich zu machen und durch deren Benutzung es uns auſserdem vielleicht gelingen möchte, diese, oder jene sich darbietende Ausnahme in etwas aufzuklären. Es sind dieſs die beiden Rubriken, welche das Verhältniſs der vor dem vollendeten ersten Lebensjahre Gestorbenen zur Zahl der Neugeborenen und das Verhältniſs der an Alterschwäche Verstorbenen zu den überhaupt Gestorbenen darstellen. Beide veranschaulichen uns die Macht des Todes an den beiden äuſsersten Grenzen des Lebens. Wie er hier die kaum beginnende Entwickelung unbarmherzig vernichtet, dort der schon vollendeten und überlebten nur die geharrte Erlösung bringt, so verschieden auch ist hier und dort die sociale Bedeutung des Todes. Man wird diese Bedeutung zu würdigen wissen, wenn man daran denkt, daſs ein Theil dieser frühzeitig vernichteten Neugebornen den Todeskeim schon im Moment der Zeugung von kranken oder siechen Eltern empfing, daſs ein anderer Theil, gesund und stark, oder krank und schwächlich geboren, entweder der Sorglosigkeit, oder dem Elende ihrer Pfleger, oder beiden zugleich, oft auch gefährlichem Unverstande, oder übertreibender Verzärtelung den frühen Tod verdankt; daſs — andererseits in der Kategorie der an Alterschwäche Verstorbenen diejenigen begriffen sind, die, ausgerüstet mit den unschätzbaren Gütern fester Gesundheit und nachhaltiger Lebenskraft, die mannigfachen Gefahren der Krankheit, des Siechthums und des Todes überstanden, oder dieselben während ihrer langen Wanderung durch das Leben der Gesellschaft wenig oder gar nicht kennen gelernt haben; sie sind unter Allen, die berufen, die wenigen Auserwählten, die das natürliche Ziel des Menschenlebens erreichten. Es ist auch ohne nationalökonomische Betrachtungen, die man vielfach über die Bedeutung dieser Verhältnisse angestellt hat, klar, daſs die denselben entsprechenden Zahlenwerthe gerade zwei Gegensätze darstellen, der eine die Licht-, der andere die Schattenseite der socialen Zustände ihrer Bezirke. Die Differenzen (siehe die Haupt- und Spezialübersicht) sind so bedeutend, dafs es auf den ersten Blick einleuchtet, dafs wir nicht die einfachen Wirkungen der natürlichen Ursachen vor uns haben; der Umstand, dafs z. B. in allen Bezirken des Rheinlands und Westphalens das Sterblichkeitsverhältnifs der Neugebornen ein günstiges ist, läfst uns zugleich, da dieselben alle mehr oder weniger unter dem gleichen Einflusse günstiger Culturverhältnisse stehen, auf die Natur derselben schliefsen. Die Data über die Kategorie für Alterschwäche in diesen Bezirken entsprechen durchaus eben denselben Verhältnissen und sind daher als eine unmittelbare, thatsächliche Begründung unserer Ansicht zu betrachten. Wenn in letzterer Kategorie die Differenzen, obgleich in einzelnen Fällen grofs genug, ja sogar das Zwiefache betragend, doch im Ganzen nicht so bedeutend hervortreten, so mufs man erwägen, dafs dieses Verhältnifs überhaupt, eben weil es, an der äufsersten Grenze des Lebens erscheinend, von dem vorigen ungefähr um 70 Jahre entfernt in Betracht kommt, durch den mannigfachen und mächtigen Einflufs, den während einer so langen Zeit das Leben der Gesellschaft durch die verschiedensten socialen Momente ausübt, natürlicher Weise abgeschwächt wird und weniger charakteristisch erscheint — dafs hingegen da, wo ohngeachtet dieses Einflusses eine Ausgleichung nicht stattgefunden, der Zahlenwerth der an Alterschwäche Gestorbenen vielmehr auffallend, sei es in der einen oder der anderen Richtung, hervortritt, dieser Werth für die Bestimmung der einwirkenden Culturverhältnisse um so bedeutsamer wird. Wir glauben eine speziellere Hinweisung auf unsere statistischen Data zur thatsächlichen Begründung dieser Ansicht nicht vermeiden zu dürfen. Der Danziger Bezirk, der unter den östlichen Bezirken bei weitem das ungünstigste Verhältnifs in beiden Kategorien, sowohl bezüglich der Neugebornen als auch für Alterschwäche, aufweist, ja in letzterer unter allen Bezirken nur Berlin hinter sich läfst, ist zugleich der letzte Bezirk in der Reihenfolge des allgemeinen Sterblichkeitsgrades. Dafs Berlin, welches in der Sterblichkeitsscala oben an steht und so gerade den stärksten Gegensatz zu Danzig bildet, doch in der fraglichen Kategorie unter allen Bezirken, Danzig eingeschlossen, die ungünstigste Stelle einnimmt, ist, wie wir später zeigen werden, nur ein scheinbarer Widerspruch. — So gewichtig aber auch die einander entsprechenden Verhältnisse der beiden fraglichen Kategorien in vielen Bezirken für die sociale Bedeutsamkeit derselben erscheinen, so unmittelbar und schwer sie in extremen Fällen selbst bei der Gestaltung des allgemeinen Sterblichkeitsverhältnisses ins Gewicht fallen mögen, so lehrt doch ein Vergleich der statistischen Angaben in den verschiedenen Bezirken, dafs ein analogischer Schlufs aus dem Inhalte dieser beiden Kategorien für sich auf den Sterblichkeitsgrad in denselben zu einem falschen Resultate führen würde. Das, besonders bezüglich der Sterblichkeit der Neugebornen, so günstige Verhältnifs in Gumbinnen widerspricht dem so ungünstigen der Sterblichkeit überhaupt; wenn dieses hingegen in Potsdam, Liegnitz und Breslau der, wenigstens für diese Bezirke auffallend grofsen, Sterblichkeit der Neugebornen entspricht, so findet wiederum das günstige Sterblichkeitsverhältnifs in Magdeburg und Merseburg in der grofsen Sterblichkeit der Neugebornen daselbst gewifs keine Erklärung. Es würde aber vollkommen ungerechtfertigt sein, den beiden Kategorien, die wir so eben erörtert, in den verschiedenen Bezirken verschiedene, oder gar entgegengesetzte Bedeutungen ertheilen zu wollen — es kommt vielmehr darauf an, die jedenfalls thatsächlich constatirten Widersprüche zu erklären. Als ein natürliches Hilfsmittel für eine solche Erklärung bieten sich uns die noch nicht erörterten Kategorien der verschiedenen Krankheitsarten (Tabelle III. die Rubriken 11—13 und besonders 14—16 incl. und, den letzteren entsprechend, Tab. IV. Rubrik 7—12 incl.) dar. Wir werden dieselben gleichzeitig benutzen dürfen, um diejenigen

Fälle zu erläutern, welche von den, in der Erörterung des Zusammenhanges zwischen dem Geburts- und Sterblichkeitsverhältnisse aufgestellten und durch die statistischen Data begründeten, Regeln eine Ausnahme bilden, oder zu bilden scheinen. Wir finden uns hiezu um so mehr veranlafst, da wir im Verlaufe unserer Betrachtungen auf solche Ausnahmen und deren Erklärung hingedeutet haben.

Werden diese Ausnahmen die Regeln, welche wir nach unsern Betrachtungen durch die statistischen Data für begründet erachteten, umstofsen? Es ist diefs eine gleichgültige Frage; es kann vielmehr nur darauf ankommen, im Interesse der wissenschaftlichen Wahrheit die Widersprüche und Ausnahmen bestimmt zu fixiren und dieselben mit dem Gewichte ihres Inhaltes den allgemeinen Regeln gegenüberzustellen. In der logischen Reihe der von uns aufgestellten allgemeinen Regeln ist diejenige die oberste, wonach die Häufigkeit, oder Seltenheit der Geburten bedingt wird durch die Beschaffenheit und den Zusammenhang des materiellen und geistigen Noth- und Wohlstandes der Bevölkerung. Es folgt in zweiter Reihe die, welche die Seltenheit, oder die Häufigkeit der Geburten als Bedingungen der geringern, oder gröfsern Sterblichkeit der Bevölkerung hinstellt. Als dritte Regel haben wir die mittelbare Abhängigkeit des Sterblichkeitsgrades von dem günstigen, resp. ungünstigen Einflusse der, insbesondre durch den materiellen Noth- oder Wohlstand bedingten, Culturverhältnisse der Bevölkerung hervorgehoben. Hiemit sind zugleich die Gesichtspunkte geordnet, unter welchen wir die vorliegenden Thatsachen bezüglich der Ausnahmen und Widersprüche, die ihr Inhalt diesen Regeln gegenüber etwa darbieten möchte, zu prüfen haben.

Die erste Regel, dafs Bildung und Wohlstand einer Bevölkerung die Seltenheit der Geburten bedinge, ruht zwar auf einer Thatsache, die, wie wir gleich im Anfange bemerkt, durch unsere Data nicht bemessen können; wir wollen uns auch einen solchen Maaſsstab nicht durch einen analogischen Schluſs aus den Resultaten verschaffen, zu denen wir im Verlaufe unserer Betrachtungen durch eine Erörterung unserer Daten bezüglich des Geburts- und Sterblichkeitsverhältnisses gelangt sind. Wir glauben vielmehr uns der Hilfe dieses *post hoc, ergo propter hoc* entschlagen zu dürfen und hoffen auch ohne dasselbe in der allgemeinen Anschauung von den Bildungs- und Wohlstandsverhältnissen der einzelnen Bezirke der Monarchie auf ein friedliches Zusammentreffen mit unsern Lesern. Die Erwägung, daſs überdieſs bei der Natur dieser Verhältnisse sowohl, als auch der Consequenzen derselben, die ja vorzugsweise durch die geistige und sittliche Thätigkeit des Menschen bedingt sind, eine haarscharfe, durch Zahlen ausdrückbare Messung sehr schwierig, wenn nicht unmöglich, scheint, macht uns diese Uebereinstimmung zu einer sichern Voraussetzung. — Betrachten wir nun, geleitet durch diese allgemeine Anschauung, unsere erste Regel, so bieten sich uns zwei, höchstens drei Ausnahmen dar. Während Cöln, mindestens im Vergleiche zu den übrigen rheinischen Bezirken, eine groſse Häufigkeit der Geburten darbietet und Potsdam in eben dieser Richtung sich noch mehr als Danzig und Oppeln von der allgemeinen Durchschnittssumme entfernt, so daſs es sehr nahe an Posen und Bromberg grenzt, sehen wir Gumbinnen, neben Magdeburg und Merseburg rangirend und gleich diesen ein Geburtenverhältniſs darstellend, welches das im Staate durchschnittliche an Seltenheit übertrifft. Es ist nicht fraglich, daſs, nach der allgemeinen Schätzung des Wohlstandes und der Bildung in diesen Bezirken, Cöln und Potsdam eben so wie Gumbinnen durch ihre Stelle in der fraglichen Reihenfolge eine Ausnahme darbieten. Ist deshalb unsere Regel umgestoſsen? Wir überlassen dieſs dem kritischen Urtheile, und sind weit entfernt, demselben durch gezwungene und unnatürliche Erklärungsarten vorgreifen zu wollen, wenn wir darauf hindeuten, daſs in Cöln im Gegensatze zu den übrigen rheinischen Bezirken eine auffallend grofse Anzahl von unehelichen Geburten angetroffen wird. Des Umstandes, dafs, nach Inhalt der von Hoffmann gegebenen statistischen Nachweisungen über das Wachsthum der Bevölkerung in Preufsen seit 1816, in Gumbinnen die Vermehrung derselben gerade durch Ansiedelungen befördert worden ist, erwähnen wir, ohne demselben zu dem Geburtenverhältnifs eine bestimmte Beziehung geben zu können. Es bleibt uns für alle 3 Bezirke nur noch die Erinnerung, die auch für die, gegen die beiden folgenden Regeln etwa vorhandenen, Ausnahmen am Orte sein und billige Berücksichtigung verdienen dürfte, übrig, dafs nämlich durch besondere, je nach ihrer Natur, oder nach ihrem Umfange, mehr oder minder wirksame Einflüsse eine entsprechende Abweichung herbeigeführt werden kann. Dafs zuweilen selbst in kleinen Kreisen durch so spezifisch geartete Einflüsse ganz ausnahmsweise Resultate bedingt sein können, hat Hoffmann in seinem schon oft angeführten Werke wenigstens für die unehelichen Geburten des ausführlicheren nachgewiesen.

Die zweite Regel, welche die allgemeine Abhängigkeit des Sterblichkeitsgrades von dem Geburtenverhältnisse enthält, beruht auf Thatsachen, die vollständig in unsern Materialien enthalten sind, es werden daher die etwaigen Ausnahmen durch einen Vergleich constatirt werden können. Man braucht nur die Seite 66 und 68 aufgestellten Reihenfolgen der Bezirke, die ja ihrem Sterblichkeits- und Geburtsverhältnisse genau entsprechend geordnet sind, gegeneinander zu halten, um sich von der Stichhaltigkeit unserer Regel zu überzeugen. Es ist zu bemerken, dafs für das Sterblichkeitsverhältnifs noch besondere Momente (sie gehören der folgenden Regel an) von entscheidender Bedeutung sind, woher es kommt, dafs die Differenzen in demselben merklicher und die Zahl der Gruppen, deren Aehnlichkeit in beiden Reihen man nicht verkennen kann, in dem Geburtenverhältnifs gröfser ist. Es versteht sich übrigens von selbst, dafs man die entsprechenden Angaben für einen und denselben Bezirk nicht unmittelbar mit einander, sondern mittelst der allgemeinen Durchschnittssummen zu vergleichen haben wird, um die Ausnahmen zu bestimmen. Die Frage z. B. für Berlin würde sein, verhält sich 30,7 : 25,7 : = 41,46 : 34,05? Es kann nicht darauf ankommen, die Richtigkeit oder Unrichtigkeit der 26 Gleichungen nachzuweisen; wenn wir aber die Bezirke im Vergleiche zu den allgemeinen Durchschnittssummen prüfen, so werden wir wenigstens diejenigen als Ausnahmen zu betrachten haben, die in beiden, dem Geburts- und dem Sterblichkeitsverhältnisse, Data aufweisen, welche, verglichen mit den allgemeinen Durchschnittssummen, der Regel widersprechen. Solche Ausnahmen sind vorhanden. Während nämlich Liegnitz, Cöln und Gumbinnen eine gröfsere Seltenheit der Geburten als die im Staate durchschnittliche nachweisen, finden wir in diesen Bezirken dennoch eine gröfsere Sterblichkeit als im Staate überhaupt. Andererseits weisen Frankfurt, Stettin, Cöslin, Potsdam bei einer geringeren Sterblichkeit als die im Staate durchschnittliche eine gröfsere Häufigkeit der Geburten, als sie im Staate überhaupt vorhanden ist. — Wenn es sich um die Aufrechthaltung unserer Regel handelt, so ist nur eine Erklärung dieser besonderen Fälle nothwendig; wir werden indefs auch noch einige andere Fälle, obwohl dieselben nur geringere Abweichungen darbieten, in unsere Erörterung ziehen, da sie uns über den Zusammenhang der Geburten und der Sterblichkeit, wie über diese Verhältnisse an sich Licht zu verbreiten scheinen. Es leuchtet ein, dafs wir bei dieser Erörterung schon auf diejenigen Verhältnisse werden Rücksicht nehmen müssen, welche nach dem Inhalte der dritten Regel in besonderer Beziehung zu dem Sterblichkeitsgrade stehen.

Indem wir der, unter dem Gesichtspunkte unserer Regel natürlichen, Ordnung der Bezirke folgen, beginnen wir mit denjenigen, welche in beiden Verhältnissen oben an stehen.

Berlin und Münster, die beiden Bezirke, in welchen die gröfste Seltenheit der Geburten angetroffen wird, zeigen auch ein dieser entsprechendes, günstiges Sterblichkeitsverhältnifs. Diese beiden Bezirke erscheinen in beiden Verhältnissen an erster Stelle, die Stichhaltigkeit unserer Regel gleichsam verbürgend; auch ist es nicht die geringe und unwesentliche Abweichung, welche sie unter sich darbieten, die uns zu einer besondern Erörterung veranlaſst, diese scheint uns vielmehr nur durch die besonderen Umstände, welche für Berlin obwalten, so angemessen als nothwendig.

Berlin, das in dem günstigen Sterblichkeitsverhältniſs Münster noch durch eine merkliche Differenz ($1\frac{1}{2}$) übertrifft, wird dennoch von diesem letzteren Bezirk in der Geburtsseltenheit in einem weit höherem Grade (um $4\frac{1}{2}$) übertroffen. Das Verhältniſs ferner der in Berlin vor dem vollendeten 1sten Lebensjahre Gestorbenen ist im Allgemeinen schon, besonders aber im Vergleich mit Münster ein doppelt ungünstiges, das der an Alterschwäche in Berlin Gestorbenen unter allen Bezirken sogar bei weitem das ungünstigste. Es wird hienach das günstige Sterblichkeitsverhältniſs in Berlin nur um so auffallender, in Erwägung, daſs nicht nur die in den angedeuteten Kategorien enthaltenen Summen auf den Sterblichkeitsgrad einwirken müssen, sondern daſs auch die aus der socialen Bedeutung, welche diesen Kategorien, wie oben nachgewiesen, mit Recht beigelegt werden muſs, hergeleiteten Folgerungen über die ungünstige Wirksamkeit vieler anderer Culturverhältnisse in Berlin durch die Wirklichkeit mehr als zur Genüge bestätigt werden. Man darf deshalb das günstige Verhältniſs des Sterblichkeitsgrades nicht auf Rechnung der Sanitätsanstalten setzen, wenn gleich, wie sich bei Erörterung der mit diesen in Beziehung zu setzenden Kategorien ergeben wird, die Wirksamkeit derselben dem Range entspricht, welchen sie unter den Sanitätsanstalten des Staates einnehmen. Wir glauben vielmehr, daſs das Sterblichkeitsverhältniſs für Berlin nach den dieser Stadt eigenthümlichen Verhältnissen, die wir sofort erörtern wollen, gewürdigt werden muſs.

Das Sterblichkeitsverhältniſs in Berlin, verglichen mit den übrigen Bezirken, war im Jahr 1824 für die Hauptstadt ein ungünstiges, da aber Berlins Sanitätsanstalten auch damals den ersten Rang einnahmen, so hat man *), da es natürlich der versuchten Beweisführung, dafs die Mortalität bei gesteigerter Anzahl der Aerzte sich vermindere, ein unübersteigliches Hindernifs entgegensetzte, Berlin „in Rücksicht seiner steten nachtheiligen Einflüsse“ von der Rechnung ausschliefsen zu dürfen geglaubt, ein Verfahren, das allerdings gerechtfertigt wäre, wenn es, allgemein angewendet, auf der richtigen Anschauung beruhete, dafs das einfach quantitative Moment im Sterblichkeitsverhältnifs nicht in directer Beziehung zur Wirksamkeit der Sanitätsanstalten steht. Um den Werth derselben nach Gebühr anzuerkennen, bedarf es einer umsichtsvollen Würdigung; eben so wenig sind wir gewifs am wenigsten geneigt, die Bedeutsamkeit jener ungünstigen, einen socialen Ursprung bekundenden, Einflüsse zu bestreiten, müssen indefs behaupten, dafs die Zahlenwerthe für das Sterblichkeitsverhältnifs, welche die gewöhnliche Berechnung ergiebt, in Berlin auf Ursachen beruhen, die denselben eine ganz besondere Bedeutung geben. — Die Verhältnisse der Sterblichkeit in Berlin, in der üblichen Weise durch Zahlen ausgedrückt, gestalten sich nämlich für einen längern Zeitraum wie folgt:

Im Jahre:	Bevölkerungssumme:	Geburtenverhältnifs, 1 Geburt auf Lebende:	Sterblichkeitsverhältnifs, 1 Todesfall auf Lebende:
1819	184,850	24,5	28,4
1825	203,668	25,3	31,4
1831 **)	229,843	26,0	24,1 **)
1837 **)	265,394	27,3	24,0 **)
1840	290,606	27,6	31,0
1841	321,505	29,9	36,6
1843	355,149	30,5	39,9
1846	408,502	30,7	41,4.

*) Sponholz allgemeine und spezielle Statistik der Medicinalpersonen der preufsischen Monarchie 1845. S. 68 u. ff.

**) Cholerajahre!

Wir sehen zuvörderst, dafs die für diesen 27jährigen Zeitraum sich ergebenden Resultate unserer Regel entsprechen, denn während die Seltenheit der Geburten ununterbrochen steigt, wird das Sterblichkeitsverhältnifs von Jahr zu Jahr ein günstigeres. Betrachten wir aber den Unterschied der Resultate zwischen Anfange und Ende des vorliegenden Zeitraums, 1819 und 1846, so stellt sich derselbe, zumal wenn man bedenkt, dafs diese Verhältnisse sich sonst überall nur sehr allmählig zu verändern pflegen, als ein auffallend grofser da; es beträgt die Differenz von 1846 gegen 1819 im Geburtenverhältnifs 6,2 in dem der Sterblichkeit sogar 13. Es ist durchaus unwahrscheinlich, dafs die, eine gröfsere Geburtsseltenheit bedingenden, Momente des Wohlstandes und der Bildung sich wirklich in einem der angemerkten Differenz entsprechenden Grade gesteigert haben sollten; ganz gewifs aber ist es, dafs mit der Steigerung der Bevölkerungssumme in Berlin während dieses Zeitraums die ungünstige Wirksamkeit der mannigfachen socialen Verhältnisse weder überhaupt, mindestens aber nicht in einem dem günstigen Sterblichkeitsverhältnisse angemessenen Grade sich vermindert hat. Wenn dennoch, wie aus der Reihe der angeführten Resultate ersichtlich ist, sich dieses Verhältnifs, entsprechend der Zunahme der Bevölkerung, günstiger gestaltete, so ist der Grund dieser Erscheinung vielmehr in der besondern Art des Wachsthums der grofsen Stadt enthalten. Mit der, vorzugsweise während dieses Zeitraums stattgehabten, Entwickelung, oder vielmehr Umwandelung Berlins in eine grofse europäische Hauptstadt, in Folge der dadurch bedingten Gestaltung aller gesellschaftlichen Verhältnisse, des Verkehrs und des Erwerbes, mufste in der Zusammensetzung der Bevölkerung der Theil derselben, welcher die jungen, lebenskräftigen, gesunden und starken Individuen beider Geschlechter enthält, gegen alle übrigen Elemente unverhältnifsmäfsig vorwiegender werden. Ist somit das gefundene, günstige Sterblichkeitsverhältnifs für Berlin nur ein Resultat der allgemeinen Berechnungsmethode, so scheint durch diese die wirkliche Sterblichkeit Berlins keineswegs überwunden; in Betracht der Daten vielmehr, welche in den Kategorien enthalten sind, die vorzugsweise den Einfluſs der socialen Momente bekunden, scheint die wirkliche Sterblichkeit Berlins gerade mit der Zunahme der Bevölkerung und der dadurch bedingten Steigerung ungünstiger Einflüsse gröſser geworden zu sein und dürfte Berlin wohl von vielen Bezirken übertroffen werden, die nominell hinter demselben zurückstehen. Nach dieser Erörterung wird es auch nicht besonders auffallen, daſs das Geburten- und Sterblichkeitsverhältniſs in Berlin sich nicht nach gleichen Proportionen geändert haben. Ohne auf den Einfluſs, welchen unter der Einwirkung der besondern Verhältnisse Berlins das Geburtenverhältniſs erleiden muſste, (daſs eine solche vorhanden, zeigt die groſse Steigerung der Geburtsseltenheit) näher einzugehen, wollen wir dem Miſsverhältnisse gegenüber, das zwischen dem Grade der Sterblichkeit und dem der Fruchtbarkeit sich ergiebt, nur auf die Thatsache hinweisen, daſs, während z. B. in Münster auf 31, in Berlin auf 6 Geburten eine uneheliche gezählt wird.

Wenn wir die Reihenfolge der Bezirke in den beiden oben aufgestellten Ordnungen weiter durchmustern, so treffen wir zwar in derselben kleine Abweichungen, die aber einmal auf höchst unbedeutenden Zahlenwerthen beruhen, insbesondere aber die, für die Ausnahmen als Grenzlinien erklärten, Hauptdurchschnittssummen nicht überschreiten. Es erscheint daher nicht nothwendig, sie noch besonders zu erörtern, zumal da die schon angeregten Gesichtspunkte und die noch im Folgenden zu berührenden eine ausgleichende Erklärung zu geben, vollkommen genügend sein werden.

Eine bestimmte Erklärung aber verlangen die wirklich constatirten Ausnahmen, die, wie oben dargelegt, zwiefacher Natur sind. Es ist also zunächst einmal die Frage, woher in Frankfurt, Stettin, Cöslin und Potsdam trotz der gröſseren Häufigkeit der Geburten, als der im Staate durchschnittlichen, doch eine geringere Sterblichkeit als im Staate überhaupt angetroffen wird, anderseits, warum in Cöln, Liegnitz und Gumbinnen trotz des umgekehrten Verhältnisses diese dennoch die im Staate durchschnittliche an Gröfse übertrifft? Die erste Gruppe betreffend, so beträgt freilich die Abweichung von dem durchschnittlichen Geburtenverhältnifs in Frankfurt nur 0,1, in Cöslin 0,3, hingegen in Stettin 1,8 und in Potsdam sogar 3,4. Es wird deshalb die Hinweisung auf das, in den erst genannten Bezirken so günstige, Verhältnifs der beiden Kategorien, welchen wir vorzugsweise eine sociale Bedeutung beilegen, auch für diese nur in ungleicher Weise als eine Ausgleichung betrachtet werden dürfen, obwohl der Umstand, dafs in Liegnitz, welches in der Geburtsseltenheit vom Durchschnitt um 1,5 differirt, die gröfsere Sterblichkeit gerade durch die, so ungünstige Data enthaltenden, Kategorien der Sterbefälle der Neugebornen und der an Alterschwäche in einer durchaus natürlichen Weise erklärt erscheint, für die grofse Bedeutsamkeit derselben in der Gestaltung des Sterblichkeitsgrades allerdings als ein gewichtiges Zeugnifs betrachtet werden mufs.

Cöln und Potsdam, die wir schon unter dem Gesichtspunkte der ersten Regel als Ausnahmefälle zu notiren hatten, bieten auch hier, wenn wir die betreffenden Verhältnisse mit den Durchschnittssummen vergleichen, Abweichungen diesseits und jenseits der gezogenen Grenzlinien da. Es scheint uns indefs weniger wichtig, diese zu erklären, als vielmehr darauf hinzuweisen, wie demohngeachtet grade diese beiden Bezirke einen Beweis für die Wechselbeziehung zwischen dem Sterblichkeitsgrade und dem Geburtenverhältnifs liefern. Ein Blick in die Rubriken 1. und 3. der 4ten Tabelle lehrt uns, dafs sowohl Cöln als Potsdam, verglichen mit den durch die Natur der socialen Verhältnisse ihnen verwandten Bezirken der mittlern und der westlichen Provinzen, in gleicher Weise in der ersten, wie in der dritten Rubrik ausnahmsweise Stellungen einnehmen und so grade die zwischen dem Geburtsverhältnifs und dem Sterblichkeitsgrade bestehende Abhängigkeit nachweisen.

Wenn die zur Ausgleichung der vorhandenen gröfseren, oder kleineren Ausnahmen vorgebrachten Erklärungsweisen entweder in Thatsachen, oder Analogien einen Anhalt haben, obgleich wir gern zugestehen, dafs über den Werth derselben sehr verschieden geurtheilt werden mag, so müssen wir bei den, für den Bezirk Gumbinnen vorliegenden, Daten von vorn herein bekennen, dafs die bisher erörterten Gesichtspunkte nicht hinreichen, um die hier erscheinenden Widersprüche oder Ausnahmen zu erklären. Denn trotz der gröfseren als im Staate durchschnittlichen Geburtsseltenheit, die, wie schon bemerkt, ausnahmsweise in Gumbinnen angetroffen wird, weicht hier das Sterblichkeitsverhältnifs um die sehr bedeutende Differenz von 4,91 von der Durchschnittssumme in ungünstiger Richtung ab. Wollte man die grofse Sterblichkeit durch die verderbliche Einwirkung von schädlichen Ursachen socialer Natur herleiten, so würde hierfür wenigstens in den Kategorien für die als Neugeborene und die an Alterschwäche Gestorbenen ein Anhalt nicht vorhanden sein, denn diese weisen in Gumbinnen grade sehr günstige Verhältnisse auf. Es wird durch diesen einzigen Widerspruch die sociale Bedeutsamkeit, welche wir jenen Kategorien bisher beigelegt haben, in keiner Weise modificirt, es folgt vielmehr aus demselben, dafs dieselben, allein und unter allen Umständen, nicht hinreichend sind, um die in unserer

dritten Regel enthaltene mittelbare Abhängigkeit des Sterblichkeitsverhältnisses von besondern Culturverhältnissen anschaulich zu machen. — Schon bei der Erörterung der vorigen Regel wurden wir durch die, in einzelnen Bezirken bemerkten, Abweichungen auf den Einflufs dieser Verhältnisse hingewiesen. Die allgemeine Vorstellung über den materiellen und geistigen Noth- und Wohlstand in den verschiedenen Bezirken der preufsischen Monarchie können wir in dem Gegensatze, welchen unsere Sterblichkeitsordnung (S. 66) aufweist, ohne eine weitere Erörterung als bestätigt annehmen. Es ist auch ferner aus der Eigenthümlichkeit der einwirkenden Ursachen klar, dafs die Macht der ungünstigen

Einflüsse auf die Gestaltung des Sterblichkeitsgrades als eine ex- und intensiver wirkende, als wie bei den entgegengesetzten Einflüssen sich darstellt. Erklären sich daher die merklicheren und gröfsern Differenzen besonders in der ungünstigen Richtung des Sterblichkeitsverhältnisses, so ist eine allgemeine Erörterung dieses Verhältnisses, um so mehr, wenn sie zu den vorhandenen Thatsachen nur allgemeinere Ansichten und Vermuthungen hinzufügen könnte, vollkommen überflüssig, und wir werden dieselbe nur in soweit fortsetzen, als wir, durch Thatsachen unterstützt, im Stande sind, entweder unsere Ansichten noch besser zu begründen, oder fremde Irrthümer zu widerlegen.

Wir haben der Sanitätsanstalten als eines wichtigen Culturmoments erwähnt, das, im Zusammenhange mit dem allgemeinen Culturzustande gedacht, um so eher als eine Controlle für uns zu benutzen sein würde, da wir im Besitze seiner statistischen Werthe sind. Auf dieselbe verweisend, überlassen wir es dem Leser, durch einen Vergleich sich von der Uebereinstimmung zu überzeugen, die dieselben mit unsern Voraussetzungen über den Culturzustand der Bezirke nachweisen. Wir wenden uns zu der directen Beziehung, in dem dieselben mit dem Sterblichkeitsverhältnisse stehen, eine Beziehung, deren Wichtigkeit vom praktischen und wissenschaftlichen Standpunkte in gleicher Weise als bedeutsam anerkannt ist, und die daher auch schon öfter Gegenstand wissenschaftlicher Untersuchungen gewesen ist.

Vor beinahe 25 Jahren hat Herr Geh. Rath Casper*), auf amtliche Veranlassung und gestützt auf amtliche Quellen, genau für dasselbe Gebiet, auf welches sich unsere Data erstrecken, das Verhältnifs der Sterblichkeit zum Heilpersonal einer Untersuchung unterworfen. Herr Kreisphysikus Sponholz in Rügen hat, gleichfalls mit Benutzung der Acten des

*) Ueber die medicinisch-statistischen Verhältnisse der Medicinalpersonen zu der Bevölkerung im preufsischen Staate im Jahre 1824, in Rust's Magazin Bd. XXIII. S. 481 u. ff.

Medicinal-Ministeriums, in seiner oben angeführten Schrift eine Fortsetzung dieser Untersuchungen und zugleich eine genau detaillirte Statistik des Heilpersonals in allen Regierungsbezirken der Monarchie für den Zeitraum von 1824—1842 geliefert, so dafs letztere als eine genetische Geschichte des Heilpersonals in Preufsen betrachtet werden kann. — Bekanntlich haben die, aus diesen Untersuchungen hervorgegangenen, Behauptungen, dafs die Sterblichkeit von der Medicinalpflege abhängig sei, zu vielfachen, zum Theil sogar sehr heftigen, Erwiederungen Veranlassung gegeben. Wir wollen es durchaus dahin gestellt sein lassen, ob die Gegner berechtigt waren, die Zusammenstellung der Resultate als eine unnatürliche, oder gezwungene zu kritisiren, wie wir selbst unsere Vermuthung, ob wohl eine vorgefafste Ansicht über den Einflufs der ärztlichen Thätigkeit auf die Sterblichkeit die Verfasser verhindert haben mag, die Momente, deren grofse Wichtigkeit bei der Bestimmung des Sterblichkeitsgrades wir oben nachgewiesen, entweder gar nicht, oder nur beiläufig zu berücksichtigen, auf sich beruhen lassen. Uns interessirt nur die Frage, ob jene Untersuchungen wirklich nach den Prinzipien, die aus der Natur des Untersuchungsobjects sich ergeben, vorgenommen worden sind. Wir finden die Grundsätze, auf denen jene Untersuchungen beruhen, gewifs am deutlichsten in diesen selbst und werden daher die entsprechenden Stellen hier wiedergeben. „Unter diesen Verhältnissen (der Medicinalpersonen zur Bevölkerung)“ heifst es, „ist keins wichtiger, als das der Zahl der Aerzte einer gegebenen Volksmenge zu der Sterblichkeit in derselben. Hier und nur hier mufs die Bestätigung, oder die Unzulänglichkeit des Satzes aufgesucht werden, der so oft von den Verächtern der Heilkunde, die bekanntlich nicht blofs im niedern Haufen zu finden sind, aufgestellt worden ist, dafs nämlich die besteingerichtete Medicinalpolizei eben so wenig die Sterblichkeit der Menschen beschränke, als ein schlechtes Medicinalwesen sie im Allgemeinen begünstige, dafs vielmehr der Lauf der Natur überall und gleichmäfsig derselbe sei.“ Nach einer Zusammenstellung der Bezirke in 3 Gruppen, je nachdem die Aerzte, oder die Wundärzte in denselben vorwiegen, oder beide Klassen sich das Gleichgewicht halten, wird mit Rücksicht (?) auf das Sterblichkeitsverhältnifs der Schlufs gezogen: „dafs gute Aerzte die Mortalität eben so gewifs verringern, als schlechte (Afterärzte) sie begünstigen“ *). Nachdem zu diesem, von Herrn Casper aufgestellten, Satze sein Nachfolger noch den hinzugefügt, dafs „sich die Mortalität bei gesteigerter Zahl der Aerzte vermindere,“ ergiebt sich denn endlich als schliefsliches Resultat die combinirte Folgerung, dafs „somit die vermehrte ärztliche Hilfe nur in dem Grade die Mortalität verringere, als sie von wahren Aerzten und nicht von Halbwissern und Afterärzten gereicht werde“ **).

Da ohne weitläufige Wiederholung der betreffenden Data eine Kritik obiger Schlüsse, deren Inhalt auf einer summarischen Behandlung, mittelst welcher die, in den einzelnen Gruppen enthaltenen und nicht minder zahlreichen als merklichen, Ausnahmen eliminirt erscheinen, nicht möglich sein würde, so unterlassen wir dieselbe um so mehr, als der Werth dieser Schlüsse von der Vorfrage abhängt, ob überhaupt die Qualität und Quantität des Heilpersonals und die Quantität der Sterblichkeit die Factoren sind, in deren Combination die Wirksamkeit der Sanitätsanstalten ihren wirklichen Ausdruck finden kann? Wir verneinen diese Frage und wollen so kurz als möglich dieses „nein“ für beide Factoren begründen. — Die Classificationsfrage des Heilpersonals ist heute eine abgemachte Sache, und vielleicht gebührt dafür denen, die schon vor 20 Jahren durch tief ins Leben eingreifende Untersuchungen diese Frage in einer der Wissenschaft entsprechenden Weise zu entscheiden, gesucht haben, zumeist Dank und Anerkennung, die wir

*) Casper a. a. O. S. 484 u. S. 489.

**) Sponholz a. a. O. S. 71 u. 72.

ihnen eben so wenig vorenthalten wollen, als wir daran denken, unser früheres Urtheil über diese Frage zu ändern; wir betrachten es vielmehr auch heute noch als sich von selbst verstehend, „dafs die Medicinalverfassung, welche als zweckentsprechendes Mittel die Macht der Wissenschaft anerkennt, welche in ihrem Zwecke nur die Anerkennung des einfachsten, natürlichsten Rechtes jedes Menschen, ohne Unterschied der gesellschaftlichen Stellung, ausdrückt, keine Aerzte kennt, die nicht auf gleiche Weise vollkommen geschickt und zuverläfsig sind. Sollen die Aerzte durch ihre ärztliche Thätigkeit die Macht der Kunst ausdrücken, soll die medicinische Thätigkeit die Macht der Wissenschaft darstellen, so kann die wissenschaftliche Qualität der Aerzte nur durch die Principien der Wissenschaft selbst bestimmt werden" *). Dennoch müssen wir die, auf die bisherige Classification und Examination gegründete, Unterscheidung des praktischen Heilpersonals in Afterärzte und wahre Aerzte als dem wahren Sachverhältnisse nicht entsprechend zurückweisen, und noch weniger können wir es zugeben, dafs der heilsame, oder verderbliche Einflufs der praktischen Thätigkeit des Arztes, die so entschieden von individuellen Verhältnissen der, die ärztliche Thätigkeit übenden, Personen, wie von den besondern des Ortes und des Publikums, unter denen sie geübt wird, bedingt ist, auch nur im Allgemeinen nach den Qualitäts- oder Quantitätsrubriken eines todten Schemas gemessen werde, und zwar um so weniger, als die in der lebendigen Wirklichkeit vollständig anarchische Ausübung der ärztlichen Thätigkeit den arithmetisch berechneten Werth derselben illusorisch machen mufs. Jene Rubriken bedürfen, wenn ihre Zahlenwerthe zu richtigen, dem Leben entsprechenden Consequenzen führen sollen, der Organisation der ärztlichen Thätigkeit als eine nothwendige Voraussetzung. Es scheint hienach, als wenn unsere eigene Mühe um eine ausführliche und genaue tabellarische Zusammenstellung des

*) Die öffentliche Gesundheitspflege und das Eigenthum, S. 92.

Heilpersonals nach den verschiedenen Quantitäts- und Qualitätsverhältnissen desselben eine sehr vergebliche gewesen wäre. Wir glauben diefs schon deshalb nicht, weil auch die durch das Leben und die Wissenschaft gebotene Organisation der öffentlichen Gesundheitspflege, deren Nothwendigkeit wir in der früher erwähnten Schrift nachgewiesen, des Fundaments der factischen Zustände nicht entbehren könnte. Wir halten unsere Mühe aber ferner auch im Interesse der vorliegenden Frage, der Wirksamkeit der Sanitätsanstalten, nicht für verloren, und je inniger dieselbe mit der Organisationsfrage zusammenhängt, desto mehr halten wir uns berechtigt, durch einen frühern Ausspruch unsern, auch heute noch von uns vertretenen, Standpunkt zu bezeichnen. „Man hat behauptet, dafs die Zahl der Aerzte auf das Mehr oder Weniger der Sterblichkeit keinen Einflufs übe. Als man aber mit diesem Unsinn etwas gewaltig Geistreiches zu behaupten vermeinte, hat man eben alle Momente übersehen, welche für die Würdigung dieses Resultates von Bedeutung sind. Es kann nicht darauf ankommen, das ärztliche Personal zu zählen, sondern die wirkliche Thätigkeit desselben zu bemessen nach seiner Wirksamkeit gegen Krankheitsursachen und Krankheitswirkungen“ *). Weit entfernt also, zu den „Verächtern der Heilkunde“ zu gehören, möchten wir weit eher zu enthusiastischer Hoffnungen, die wir von ihrer heilsamen Wirksamkeit hegen, beschuldigt werden. Will man aber einen thatsächlichen Beweis derselben liefern, so kommt es darauf an, denselben so zu begründen, dafs er, auf die eigne Natur dieser Wirksamkeit gestützt, gegen fremde Angriffe in dieser selbst einen zuverläfsigen Anhalt habe. Einen solchen liefert aber, so wenig wie das *quale* und *quantum* des Heilpersonals, auch die Quantität der Sterblichkeit nicht. Bedarf es nicht einer nochmaligen Erläuterung, dafs der Grad der Sterblichkeit wesentlich von ganz andern Verhältnissen

*) A. a. O. S. 81 u. ff.

abhängt, bestätigt überdieſs grade der factische Bestand der Sanitätsanstalten, wenn wir ihre Bedeutung als Culturmoment zur Controlle unserer Ansichten über die vorzüglichsten Ursachen der Sterblichkeit benutzen, diese ganz vollständig, so folgt ja auſserdem aus der Natur des Sachverhältnisses, um das es sich hier handelt, ganz von selbst, daſs wie die Naturnothwendigkeit des Todes überhaupt durch die Macht der Heilkunst — *contra vim mortis non est medicamen* — nicht modificirt werden kann, so auch die heilkünstlerische Wirksamkeit sich nur in ihrem mehr oder minder mächtigen Einflusse gegen bestimmte und besondere Krankheitswirkungen bewähren kann, wenn nämlich dieselben so geartet sind, daſs sie eben der Macht der Heilkunst unterworfen sind. Es kommt also bei einer Untersuchung über die thatsächliche Wirksamkeit der Heilkunst nicht auf das quantitative, sondern auf das qualitative Verhältniſs der Sterblichkeit an, die Frage ist nicht, wie viel sind in diesem oder jenem Bezirke gestorben, sondern welche Todesarten, welche Krankheiten sind hier und dort die Ursachen der Sterblichkeit gewesen, wobei selbstredend für Bemessung der Wirksamkeit der Sanitätsanstalten nur diejenigen berücksichtigt werden können, die eben der Macht der Heilkunst einen wirksamen Einfluſs gestatten.

Wenn gleich wir durch diese Erklärung die Wirksamkeit der Sanitätsanstalten gar sehr, zumal im Vergleiche mit den Behauptungen der früheren Untersucher, beschränkt haben, so wird doch selbst dieses Ueberbleibsel der früheren Macht den radicalen Verächtern der Heilkunst als eine anstöſsige Usurpation erscheinen, so lange ihnen nicht durch Thatsachen deren wirkliche Existenz demonstrirt ist; eine Demonstration, die leicht genug wäre, wenn die rationellen Forderungen einer „speziellen medicinischen Statistik der Krankheitsursachen und Krankheitswirkungen" in den praktischen Einrichtungen des Staates befriedigt wären, die wir aber auch mit den uns nach dem Inhalte der Bevölkerungslisten der Monarchie, wie sie mal vorliegen, zu Gebote stehenden Daten versuchen wollen.

Die Bevölkerungslisten, deren Mechanismus wir schon (S. 51 u. ff.) des Genauern detaillirt haben, liefern allerdings Anhaltspunkte, welche zu einem thatsächlichen Beweise für unsere Ansicht über die relative Wirksamkeit der Sanitätsanstalten geeignet erscheinen, ja es möchte vielleicht, wenn man die in unsere Tabellen aufgenommenen Rubriken mit den in den Bevölkerungslisten vorhandenen vergleicht, sogar der Tadel erhoben werden, dafs wir das gebotene Material nicht sorgfältig genug benutzt hätten. Es mag das an sich begründet sein, für die vorliegende Frage aber haben uns die Rubriken 27—68, welche die Todesfälle nach dem Altersunterschiede enthalten, deshalb nicht anwendbar erschienen, weil, so wichtig das Moment des Altersunterschiedes in den Todesfällen bei der Frage von der Wirksamkeit der Heilkunst und der Qualität des Sterblichkeitsverhältnnisses auch sein mag, dasselbe doch ohne gleichzeitige Angabe der Todesart, oder der den Tod bedingenden Krankheit als eine unzuverläfsige Basis für maafsgebende Schlüsse erachtet werden mufs. Während wir die Todesfälle der Neugebornen wie die an Alterschwäche aufgenommen, weil wir in diesen Altersunterschieden zugleich den Ausdruck der Todesursachen erkannt haben, glaubten wir der übrigen auch deshalb noch entbehren zu können, weil wir dieselben, wenigstens nach allgemeinen Unterschieden, in den Kategorien, welche wir zur Aufklärung der vorliegenden Frage besonders geeignet halten, (wie an der passenden Stelle nachgewiesen werden soll,) für ersetzt erachten dürfen; wir wenden uns jetzt zu diesen selbst.

Die, in den Rubriken 11—16 incl. unserer Tabelle über die Geburts- und Todesfälle für die einzelnen Regierungsbezirke aufgestellten, Summen umfassen beinahe 80 % aller im Staate überhaupt Verstorbener. Mit Ausnahme der Todtgebornen, welche nach einem ausdrücklichen Vermerk in den Bevölkerungslisten ausgeschlossen sind, wie der an Alterschwäche Verstorbenen, die in unsrer 10ten Rubrik enthalten und schon unter andern Gesichtspunkten erörtert sind, haben wir für die spezielle Aufführung durch die einzelnen Regierungsbezirke nur die in unserer ersten Hauptübersicht unter 8, 11, 14 und 15 Rubrizirten, die an Hundswuth, an verschiedenen Unglücksfällen, an schnell tödtlichen Krankheitszufällen und an äufsern Schäden Verstorbenen, ausgeschlossen. Sie betragen also, wie ein Vergleich der betreffenden Summen lehrt, kaum 10 % der im Staate Verstorbenen und erscheinen überdiefs bei ihrer völligen Beziehungslosigkeit zu der vorliegenden Frage hier nicht weiter beachtenswerth. Einen desto gröfsern Anspruch auf eine genaue Würdigung haben die übrigen, speziell dargestellten Kategorien, nicht blofs weil sie beinahe das ganze Sterblichkeitsquantum des Staates enthalten, sondern vorzüglich wegen der directen Beziehung die sie zu der Wirksamkeit der Sanitätsanstalten darbieten. Diese Beziehung tritt besonders bei den 3 grofsen Kategorien hervor, welche die an inneren hitzigen, die an inneren langwierigen und die an nicht bestimmten Krankheiten Verstorbenen enthalten; wir wollen deshalb mit denselben, da sie, wie wir glauben, einen sichern und zugleich veranschaulichenden Maafsstab von dem Einflusse der ärztlichen Thätigkeit liefern, unsere Beleuchtung beginnen.

Es ist gleichgültig, wie man im Allgemeinen über den augenblicklichen Standpunkt der Therapie denken mag, die heilsame Wirksamkeit der ärztlichen Thätigkeit in der praktischen Behandlung der inneren hitzigen Krankheiten wird darum doch allgemein zugegeben werden, und bei diesem Zugeständnisse ist es zugleich ohne besondere Bedeutung, ob und inwieweit die wissenschaftliche Kritik sich mit den, dieser Kategorie von dem statistischen Büreau zugetheilten, Krankheitsarten einverstanden erklären kann; der ärztlichen Thätigkeit, und diefs allein ist hier wichtig, scheinen sie alle in gleicher Weise mehr oder weniger die Möglichkeit eines glücklichen Erfolges darzubieten.

Die Kategorie der an inneren langwierigen Krankheiten Verstorbenen hat natürlich in unserm Falle nur eine relative, gewissermafsen negative Bedeutung, indem sich aus ihrem allgemeinen Inhalte nur ergiebt, wie viel, von den acuten Krankheiten nicht dahingerafft, den, unter der Kategorie der innern langwierigen Krankheiten begriffenen, Todesarten übrig gelassen worden sind. Bedeutungsvoller wird diese Kategorie durch die Erwägung, welche der Gegensatz dieser beiden Kategorien darbietet, da wohl zugegeben werden wird, dafs im Allgemeinen die unter den hitzigen Krankheiten begriffenen Todesursachen besonders in der ersten Lebenshälfte, die unter den langwierigen Krankheiten bezeichneten aber, wenn man einzelne bestimmte Arten, wie z. B. Lungensucht, ausnimmt, vorzüglich in einem spätern Alter das Leben vernichten. Wir finden daher für die früher angedeutete Unterscheidung nach dem Lebensalter in diesen Kategorien wenigstens einen allgemeinen Ausdruck.

Von sehr entscheidender und positiver Bedeutung für unsere Frage ist die Kategorie der an unbestimmten Krankheiten Verstorbenen. Erinnern wir uns der von Hoffmann selbst gegebenen Erklärung der hierunter begriffenen Fälle (S. 53), so wird es nur einer sehr einfachen und natürlichen Folgerung bedürfen, um denselben in Beziehung zur Wirksamkeit der Sanitätsanstalten die richtige Stelle anzuweisen. Nach derselben bedeuten diese Fälle alle (und zwar mindestens während des dem Tode vorangegangenen Krankheitsverlaufes) einen absoluten Mangel ärztlichen Beistandes. Zum gröfsten Theile wird dieser Mangel in der hilflosen Lage der Erkrankten oder Verstorbenen seine natürliche Ursache gehabt haben; ohne diese auszuschliefsen, läfst ein anderer Theil, nach Maafsgabe besonderer Umstände, den Mangel, oder die Unthätigkeit einer wirksamen Medicinalpolizei im Staate, jedenfalls eine grofse Ungleichheit derselben in den verschiedenen Gegenden des Landes vermuthen. Noch ein anderer Theil dieser Fälle aber scheint einen besonders charakteristischen Beweis von dem Culturzustande der betreffenden Bevölkerung zu liefern, indem derselbe zu einem Schlusse, entweder auf die geringe Sorgfalt, die in der Krankenpflege der Menschen von diesen selbst, oder von ihren Nächsten verwendet wird — oder auf das geringe Vertrauen, das man in derselben zu der ärztlichen Wirksamkeit hegt, zu berechtigen scheint.

Indem wir unter diesen Gesichtspunkten die, in den 3 gedachten Kategorien enthaltenen, Angaben einer nähern Prüfung unterwerfen, verweisen wir auf die entsprechenden Rubriken der IV. Tabelle, welche die Berechnung der Verhältnisse enthalten. Für den statistischen Werth der Sanitätsanstalten in den einzelnen Bezirken sind zwar die in der 16ten Rubrik der I. Tabelle aufgestellten Zahlen bezeichnend, wir glauben jedoch bemerken zu müssen, daſs für die vorliegende Frage, die, zumal in Rücksicht auf die Natur unserer Thatsachen, vorzüglich die ärztliche Thätigkeit betrifft, besonders das Verhältniſs des Heilpersonals zur Einwohnerzahl und zur räumlichen Ausdehnung von Wichtigkeit ist; dasselbe ergiebt sich sehr einfach aus einem Vergleich der hier gehörigen Data der Isten Tabelle. —

Zur vollständigen Würdigung des Sinnes, welcher in unseren Zahlen enthalten ist, genügt es nicht, jede Kategorie für sich nach den Differenzen der Bezirke unter einander und von der allgemeinen Durchschnittssumme zu betrachten, sondern es müssen die drei Kategorien, weil sie, zusammenhängend, sich gegenseitig ergänzen, auch in ihrem Verhältnisse zu einander erörtert werden; wir werden hierbei den in der Erörterung sich darbietenden Anknüpfungspunkten folgen.

a. In der Kategorie der an innern hitzigen Krankheiten Gestorbenen bemerken wir, wenn wir die Durchschnittssumme für den Staat als Mittelpunkt betrachten, eine dreifache Gruppe von Bezirken. Während in der mittlern die Verhältnisse dem allgemeinen Durchschnitte fast oder durchaus gleichen, sind in den beiden andern diejenigen enthalten, welche sich von demselben sehr merklich und zwar in entgegengesetzten Richtungen entfernen; ein Vergleich der Data lehrt, daſs die Divergenz mancher Bezirke beinahe das Zwiefache beträgt. Die charakteristische Beziehung dieser 3 Gruppen, welche wir durch alle 3 Kategorien festhalten werden, zu der Wirksamkeit der Sanitätsanstalten läſst sich erst bestimmt ausdrücken, wenn wir dieselben im Zusammenhange betrachten, aber als allgemeines Resultat ergiebt sich schon bei einer Betrachtung der Data dieser Kategorie für sich, daſs die Sterblichkeit durch acute Krankheiten in gradem Verhältniſs steht mit dem Mangel an ärztlicher Hilfe; wie wesentlich dieselbe einwirkt, zeigen selbstredend die östlichen Provinzen, als charakteristisch aber verdienen hervorgehoben zu werden Cöslin, Oppeln und Trier, die vor den benachbarten Bezirken sich in gleicher Weise durch ihren relativen Mangel an ärztlicher Hilfe und durch ein diesem entsprechendes Sterblichkeitsquantum, das von acuten Krankheiten bedingt ist, auszeichnen.

b. Betrachten wir für die Kategorie der an innern langwierigen Krankheiten Verstorbenen die Bezirke gleichfalls nach 3 Gruppen, deren Mittelpunkt die allgemeine Durchschnittssumme ist, so enthält eben dieselbe Gruppe von Bezirken *), welche in der vorigen Kategorie das gröſste Sterblichkeitsquantum nachwiesen, für diese Kategorie das geringste Quantum an Todesfällen, welches zum Theil um 10—12 % hinter dem allgemeinen Durchschnitte verbleibt. Das geringste Quantum enthalten die 6 östlichen Bezirke. In den beiden andern Gruppen gleichen die Bezirke entweder mehr weniger der Durchschnittssumme, oder enthalten ein weit beträchtlicheres, dieselbe meist um 10—12 % übertreffendes Quantum; die Differenz, verglichen mit den entgegengesetzten Bezirken, beträgt sogar in einem Falle mehr als das Doppelte. Ein Vergleich lehrt, daſs auch hier die Gruppen mit denen der vorigen im Ganzen übereinstimmen. Zu denen, welche in Folge dieser Uebereinstimmung ein sehr groſses Quantum an chronischen Krankheiten Verstorbener

*) Daſs Posen und Bromberg nur scheinbar eine Ausnahme machen, wird sich in der folgenden Kategorie zeigen.

enthalten, kommen noch einige Bezirke, die nach ihrem quantitativen Verhältnifs in der vorigen Kategorie der mittleren Gruppe angehören. Es sind diefs aber Berlin und diejenigen rheinischen und westphälischen Bezirke, in denen nach dem Verhältnifs des Heilpersonals zur Zahl der Einwohner auf eine ausgedehntere Wirksamkeit der ärztlichen Thätigkeit geschlossen werden kann. Die wesentliche Bedeutung der Verhältnisse dieser Kategorie für die Wirksamkeit der Sanitätsanstalten kann jedoch nur nach Betrachtung

c, der dritten, welche die an unbestimmten Krankheiten Verstorbenen umfafst, gewürdigt werden. Auch in dieser Kategorie finden wir wieder die dreifache Gruppirung der Bezirke, je nach ihrem Verhältnisse zur Durchschnittssumme. Alle östlichen Provinzen übertreffen dieselbe und zwar um ein sehr beträchtliches Quantum. Sowohl diese Bezirke, als die, welche zu denselben in dieser Kategorie den schärfsten Gegensatz darbieten, wie Berlin, Magdeburg, etc. geben den augenscheinlichen Beweis, dafs je leichter die Gelegenheit für ärztliche Hilfe, desto kleiner auch die Zahl der an unbestimmten Krankheiten ist, im entgegengesetzten Falle aber das umgekehrte Verhältnifs stattfindet. Wenn gleich in den minder extremen Fällen der Unterschied in den Differenzen der einzelnen Bezirke, je nach diesem Verhältnisse, nicht so auffallend ist, so ist doch auch keine, eine wesentliche Ausnahme begründende, Thatsache vorhanden. Erinnern wir uns aber der Worte Hoffmann's, dafs die nicht bestimmten Krankheiten gewöhnlich innere sind, wo es der Umgebung nur an hinreichender Kenntnifs gemangelt hat, um das tödtliche Uebel mit Bestimmtheit anzugeben, so begreifen wir, dafs zwischen den Verhältnissen dieser Kategorie und der für innere acute Krankheiten ein Zusammenhang stattfindet, der, wenn der Sinn dieser Kategorien richtig erfafst werden soll, eine Aufklärung erfordert. Es darf aber hiebei auch die Kategorie der innern langwierigen Krankheiten nicht ausgeschlossen werden, wie aus einem einfachen Rechenexempel bewiesen werden kann. Da nämlich, mit Ausschlufs der oben speziell bezeichneten Kategorien, in den von uns aufgenommenen überhaupt alle im Staate Verstorbenen enthalten sind, so mufs das *plus* in der einen das *minus* in der andern Kategorie ersetzen; insbesondere aber besteht eben nach der Natur ihres Inhalts für die 3 Kategorien, die wir eben erörtern, ein solches Verhältnifs der Gegenseitigkeit. Wir finden, das für den ganzen Staat 72,21 % betragende, Quantum derselben auch im Allgemeinen in den einzelnen Bezirken wieder, es kommt aber in diesen durch eine sehr mannigfaltige, für die Frage von der Wirksamkeit der Sanitätsanstalten sehr charakteristische, Combination der 3 Factoren zu Stande; als Mittel werden wir bei der folgenden Prüfung dieser Combination 75 % annehmen dürfen, welchem Betrage die wirklichen Summen der einzelnen Bezirke zumeist entsprechen.

Je gröfser die Zahl der an acuten Krankheiten in einem Bezirke Verstorbenen ist, eine desto geringere ärztliche Wirksamkeit läfst sich in demselben voraussetzen; schon der absolute Inhalt der betreffenden Kategorie bestätigte diesen Satz. Bleibt derselbe auch gültig, wenn gefragt wird, welcher Antheil dieser Kategorie von dem Gesammtquantum der 3 Kategorien zufalle? Unzweideutig ist die Bejahung dieser Frage da, wo der grofsen Summe der acuten Krankheiten eine entsprechende kleine Summe der langwierigen Krankheiten gegenübersteht, ein Verhältnifs, das sich durch die Bedeutung der letzteren Kategorie für die Wirksamkeit der Sanitätsanstalten von selbst erklärt, aber noch deutlicher wird grade durch die beiden Fälle, in denen einer kleinen Summe von acuten Krankheiten auch eine nur kleine Summe von chronischen Krankheiten gegenübersteht und wo dennoch, wie diefs in Posen und Bromberg der Fall ist, von der ärztlichen Wirksamkeit nur in einem sehr beschränkten Maafse die Rede sein kann. Während diese, gemessen nach der Summe für chronische Krankheiten, nicht anders erwartet werden darf und wir hier auch den Satz bestätigt sehen, dafs die ärztliche Wirksamkeit als eine um so gröfsere in einem Bezirke vorausgesetzt werden müsse, je gröfser die Zahl der an chronischen Krankheiten daselbst Verstorbenen ist und umgekehrt, scheinen dagegen die kleinen Summen für die hitzigen Krankheiten in den genannten Bezirken die, aus dem Verhältnifs derselben hergeleitete, Regel umstofsen zu wollen. Der Umstand jedoch, dafs grade in diesen beiden Bezirken die Summe der unbestimmten Krankheiten eine unverhältnifsmäfsig grofse ist, ja mehr als 20 % des ganzen Sterblichkeitsquantums ausmacht, beweist, dafs die für acute Krankheiten aufgestellten Summen nur deshalb so geringe sind, weil ein grofser Theil der durch die gleiche Ursache bedingten Todesfälle in der Kategorie der unbestimmten Krankheiten, die ja gewöhnlich innere tödtliche Uebel bedeuten, enthalten ist. Diese, nicht weniger in dem Sachverhältnifs als in dem Zeugnifs Hoffmann's begründete, Erklärung findet eine treffende thatsächliche Bestätigung in den noch übrigen östlichen Bezirken, wo zu den an sich schon grofsen Summen für die acuten Krankheiten auch in den für die unbestimmten aufgestellten noch immer sehr erhebliche, sowohl den allgemeinen Durchschnitt als die anderen Bezirke übertreffende, Werthe hinzugefügt werden. Es darf kaum noch erinnert werden, dafs grade in den östlichen Bezirken die Ausübung der ärztlichen Thätigkeit eine so seltene als schwierige ist, wie ein Vergleich der maafsgebenden Factoren nachweist. Dafs aber in Wirklichkeit die Kategorie der unbestimmten Krankheiten einen, der Gröfse ihrer Summen entsprechenden, Mangel an ärztlicher Thätigkeit ausdrücke, wird ferner sehr treffend bestätigt, wenn wir bei Prüfung der hinreichenden, oder mangelhaften ärztlichen Wirsamkeit von den Daten für die chronischen Krankheiten ausgehen. Halten wir die, bei der Darstellung der Gesichtspunkte für die 3 vorliegenden Kategorien näher erörterte, Bedeutung der Kategorie der chronischen Krankheiten fest, was um so mehr angemessen erscheinen mufs, da dieselbe sowohl bei einem Vergleich der Data dieser Kategorie untereinander wie mit den gegenüberstehenden der acuten bestätigt ist, als auch bei einer Prüfung mit den Verhältnissen, welche die ärztliche Wirksamkeit bedeuten, sich bewährt, so werden wir ohne jeden Widerspruch diese letztere als eine um so ausgedehntere und wirksamere schätzen dürfen, je gröfser die Summe für chronische Krankheiten als Todesursachen in einem Bezirke sich heraustellt. Vergleichen wir aber die hierhergehörigen Summen von Berlin, Breslau, Magdeburg, Cöln und auch Münster mit den höchst geringfügigen Summen für unbestimmte Krankheiten daselbst, so wird durch die Erwägung, dafs diese doch jedenfalls die Thatsache ausdrücken, dafs in diesen Bezirken nur ein sehr kleiner Theil der überhaupt Verstorbenen der ärztlichen Hilfe, oder der medicinalpolizeilichen Aufsicht entbehrte, die den beiden Kategorien bezüglich der ärztlichen Wirksamkeit ertheilte Bedeutung vollkommen und aufs Neue bestätigt.

Es wird einer noch speziellern Hinweisung auf die Thatsachen, welche die aus dem Zusammenhang der 3 Kategorien erörterten Regeln begründen, um so weniger bedürfen, da aufser den schon gegebenen Andeutungen die in den Tabellen enthaltenen Berechnungen einen Vergleich der fraglichen Verhältnisse sehr leicht machen. Desto mehr fühlen wir uns veranlafst, ehe wir noch einige Besonderheiten berühren, einen Widerspruch zu erörtern, der gegen alle Folgerungen, die wir aus der Betrachtung der vorliegenden Kategorien hergeleitet, erhoben werden könnte. „Es kommt vor dem Urtheile über die ärztliche Wirksamkeit darauf an, festzustellen, ob in den verschiedenen Bezirken nicht an und für sich, in dem einen chronische, in dem andern acute Krankheiten besonders vorwalten" — so möchte ungefähr dieser Widerspruch lauten, und deshalb dürfte verlangt werden — dafs die Data unserer Kategorien in erster Reihe mit den betreffenden Bevölkerungssummen verglichen werden. Wir haben diese Berechnung unterlassen, nicht weil wir die Mühe gescheut hätten, sondern weil sie zu falschen und daher das Sachverhältnifs ohne Noth verwirrenden Resultaten führen müfste. Die Resultate müfsten falsch sein, da die Zahl der Todesfälle keinen Maafsstab für die wirklichen Erkrankungen liefert, in unserm Falle um so weniger, als der allgemeine

Inhalt unserer einzelnen Kategorien Krankheitsarten umfafst, denen schon nach der gewöhnlichen Erfahrung ganz verschiedene Genesungsverhältnisse zukommen; sie sind aber für uns auch überflüssig, weil unsere Betrachtungen auf alle Bezirke, ohne Unterschied nach ihren besondern Ursachen für Erkrankungen, unter den aufgestellten Gesichtspunkten als zutreffend sich erweisen. Als besondere Bürgschaft für die Gültigkeit derselben können noch die unbestimmten Krankheiten angeführt werden, die, von jenem Widerspruch nicht berührt, die Bedeutung der beiden andern Kategorien, wie wir gesehen, bestätigt haben. Wir wollen übrigens nichts weniger als die Wichtigkeit einer Statistik der Krankheiten, die eigentlich in diesem Widerspruche gefordert wird, bestreiten; sie kann aber nicht durch ein Material begründet werden, das selbst für die Frage von der Sterblichkeit nur allzuviel Lücken darbietet. —

Besonders beachtenswerth scheinen die bezüglichen Data der 3 rheinischen Bezirke, welche im Verhältnifs der Sanitätsanstalten ihren Nachbarbezirken merklich nachstehen; gleichwohl scheint aus diesem Verhältnisse allein die grofse Zahl der unbestimmten Krankheiten, besonders in Aachen, nicht erklärlich. Wir vermögen eine besondre Ursache, aus unsern Daten wenigstens, nicht anzugeben. Wenn man das in Berlin vor Allem überaus geringfügige Quantum der unbestimmten Krankheiten in Betracht zieht, so dürfte die Vermuthung nicht unbegründet sein, dafs sowohl die durch die Concentration auf eine kleine Ausdehnung gesteigerte ärztliche Thätigkeit, als auch eine hier leichter zu bewerkstelligende medicinalpolizeiliche Controlle die Ursache dieses Verhältnisses sei; wahrscheinlich wenigstens wird diese Ansicht, wenn man die Verhältnisse der sonst Berlin nahe stehenden oder fast gleichen Bezirke in diesem Betreffe vergleicht. — Ob das, selbst im Vergleiche mit den übrigen Bezirken der östlichen Provinzen auffallend grofse, Quantum der an nicht bestimmten Krankheiten Verstorbenen in Posen und Bromberg, in welchen die polnische Nationalität die vorherrschende ist, mit dem Culturzustande der Bevölkerung daselbst zusammenhängt und entweder, sei es grofse Sorglosigkeit um das Leben, sei es noch gröfsere Gleichgültigkeit gegen den Tod, oder ein sehr geringes Vertrauen auf die Wirksamkeit der ärztlichen Kunst bedeute, lassen wir dahingestellt, da natürlich diese Frage, wenn überhaupt, so doch gewifs mit unserem statistischen Material sich nicht entscheiden läfst.

Von den drei anderen Kategorien, die wir noch speziell in unsere Tabellen aufgenommen haben, stehen die für die Todesfälle im Kindbette, wie die an Pocken mit der Frage über die Wirksamkeit der Sanitätsanstalten wohl in Beziehung. Erstere möchte nicht ohne Interesse für die Wirksamkeit geburtsärztlicher Hilfe, letztere für die Erfolge einer mehr, oder minder wirksamen Medicinalpolizei maafsgebend erscheinen. Wir glauben jedoch diese Betrachtungen über diese Andeutungen hinaus nicht ausdehnen zu dürfen, da die kleinen, einem Jahre entnommenen, Summen in diesem Falle schon deshalb als eine zuverläfsige Grundlage nicht betrachtet werden können, weil beide Todesarten sehr oft durch epidemisch wirkende Ursachen bedingt sind und deshalb mit grofser Wahrscheinlichkeit in diesem, oder jenem Bezirke ausnahmsweise Wirkungen voraussetzen lassen. Wer übrigens einen Vergleich, für welchen bei den kleinen Summen die Berechnung sehr leicht ist, anstellen will, wird finden, dafs auch in diesen Kategorien die Resultate in den meisten Bezirken den Schlüssen, die wir bei der obigen Erörterung über die Wirksamkeit der Sanitätsanstalten gefunden haben, entsprechen. —

Wie steht es mit dem Werthe dieser Schlüsse überhaupt? Er kann vielleicht Manchem sehr zweifelhaft erscheinen, die spezielle Bedeutung, die wir den einzelnen Kategorien für die Schätzung der ärztlichen Wirksamkeit zuerkannt haben, kann unpassend gefunden, selbst die Auffassung der Zahlenwerthe der Kategorien, sowohl getrennt für sich betrachtet, wie in ihrem gegenseitigen Zusammenhange, kann möglicherweise als eine irrthümliche bezeichnet werden — wir erwarten darüber die kritische Prüfung und unterwerfen uns gern dem thatsächlichen Beweise. Für die Hauptsache jedoch glauben wir — selbst wenn diese oder jene Einzelheit der Beweisführung verworfen würde — die thatsächliche Begründung geliefert zu haben, dafs die Wirksamkeit der Sanitätsanstalten nicht mit der Zahl oder der Art des Heilpersonals, vielmehr nur mit Wirkungen mefsbar ist, welche so geartet sind, dafs sie die ärztliche Thätigkeit als ihre ursächliche Bedingung ansprechen können, und nur aus dem qualitativen Moment der Sterblichkeitsverhältnisse beurtheilt werden mufs. Die Stichhaltigkeit dieser Regel wird natürlich um so evidenter hervortreten, je spezieller und bestimmter nach dem angemessenen Gesichtspunkte die Todesarten und Krankheiten in dem Material, das zu ihrer Prüfung angewendet werden möchte, enthalten sind; der Umstand, dafs das Material, welches unserer Benutzung zu Gebote stand, vielfach diese Bedingungen nicht erfüllt, verschuldet den mehr negativen und relativen Charakter eines Theils unserer Beweise.

Eine andere Frage ist, ob die Wirksamkeit der ärztlichen Thätigkeit nicht auch auf das quantitative Verhältnifs der Sterblichkeit einen Einflufs ausüben könne? Unter den, die Gestaltung des Sterblichkeitsgrades bedingenden, Einflüssen, welche, wie wir nachgewiesen, auf ganz andern Verhältnissen beruhen, werden wir dem Einflusse der ärztlichen Wirksamkeit wohl immer nur eine untergeordnete Stellung einräumen können. An dieser Stelle wird ihr wirklicher Einflufs nach dem Inhalte und Modus ihrer Aeufserung zu bemessen sein; vorläufig und so lange wir nicht im Stande sind, die Erfolge der ärztlichen Thätigkeit gegenüber der Gewalt und der Ausdehnung der krankmachenden und insbesondere der tödtlichen Einflüsse und deren Wirkungen genauer, oder auch nur etwas wahrscheinlich zu bestimmen, wird eine Vermuthung über den wirklichen Einflufs der ärztlichen Wirksamkeit auf das Sterblichkeitsquantum immer sehr gewagt erscheinen. Wir lassen deshalb auch den Widerspruch, den wir in Gumbinnen getroffen und an den wir zunächst die Erörterung der vorliegenden Frage anknüpften, ungelöst, obwohl es als nahe liegend erscheinen möchte, denselben durch die Erklärung aus den Verhältnissen der Summen für acute und chronische Krankheiten zu erklären; ein Versuch, der aber, wie der erste Blick lehrt, nur an neuen und noch gewichtigeren Widersprüchen scheitern würde.

Es erübrigt noch die Kategorie der durch Selbstmord Verstorbenen; sie ist der Zahl nach zu klein, um im Verhältniſs zum Sterblichkeitsgrade, an innerer Bedeutung zu gewaltig, um aus einem anderen, als dem durch diese Bedeutung selbst gebotenen Gesichtspunkte betrachtet zu werden; sie ist aufgenommen, weil wir denen, die dazu berufen, die Gelegenheit einer angemessenen Benutzung darbieten wollten. Wir haben in unsern Betrachtungen vorzüglich die Abhängigkeit des Lebens, wie des Todes von der Macht der Civilisation gleichwie von einer Naturnothwendigkeit nachzuweisen, uns bemüht; wir wagen die Entscheidung nicht, ob diese letzte Kategorie einen neuen Beweis für jene Ansicht liefert — oder ob sich uns hier die menschliche Freiheit in ihrer gewaltsamsten Erscheinung — der Selbstvernichtung — darbietet.

Bei der Darstellung der Sanitätsanstalten des Staates haben wir in der Mittheilung der factischen Zustände, wie dieselben in den einzelnen Kreisen der Monarchie vorhanden sind, die Entstehungsgeschichte der gröſsern Durchschnittssummen für die Bezirke, wie für den Gesammtstaat liefern wollen; wir haben diese Mittheilung insbesondere mit der Absicht, dem Bilde, das wir von der Wirklichkeit entwerfen wollten, dadurch seine Wahrheit zu erhalten, begründet. Wir glauben, daſs eine gleiche Mittheilung des Sterblichkeitsverhältnisses in den einzelnen Kreisen des Staates für diesen Fall derselben Absicht nicht entsprechen kann; es liegt dieſs so klar da, daſs es auch nicht mal einer Hinweisung bedürfen möchte, weder auf die in beiden Fragen ganz entgegengesetzte Natur der Verhältnisse, noch insbesondere auf die vollständige Unmöglichkeit, für das Sterblichkeitsverhältnifs aus so kleinen Summen, wie sie bei der doppelten Beschränkung durch die Grenzlinien eines Jahrganges und eines Kreises sich nothwendig gestalten müssen, maafsgebende Resultate zu gewinnen. Diese ausdrückliche Erklärung soll uns vor Angriffen bewahren, die sich auf einen Vergleich von, etwa aus so kleinen Summen gewonnenen, Resultaten mit den aus unseren allgemeineren Daten gezogenen Schlüssen begründen möchten; sie soll uns aber auch vor dem Vorwurfe bewahren, als beabsichtigten wir — in den folgenden, einzelne Kreise betreffenden, Notizen — durch die, in einem Theile dieser kleinen Summen vielleicht zutreffenden, Resultate eine neue Stütze für unsere Ansichten zu gewinnen. Wir bitten vielmehr, diese Mittheilung als vollständig getrennt von unserm obigen Thema zu betrachten. So zwecklos dieselbe an dieser Stelle deshalb erscheinen möchte, so haben wir doch nicht unterlassen mögen, dieselbe in einem Anhange zu geben, in der Hoffnung, derselbe möchte doch um so eher einen gröfsern Werth, als den eines blofsen *Curiosum* haben, als sowohl die schon an sich in den mannigfachsten Beziehungen bemerkenswerth erscheinenden Thatsachen, wie insbesondere die, in den nächst bei einander liegenden Kreisen auffallend grofsen, Differenzen bessere Kräfte zu einem Versuche, dieselben zu erklären, anregen möchten. Indem wir offen gestehen, dafs wir eine Erklärung derselben zu geben nicht vermögen und daher auch jegliche Betrachtung darüber vermeiden, bemerken wir nur, dafs die Kreise durchaus zufällig und ohne vorherige Kenntnifs von den Resultaten der Berechnung gewählt sind. Die betreffenden Verhältnisse beruhen auf Daten, welche gleichfalls den Acten des statistischen Büreaus entnommen sind, ihre Bedeutung ergiebt sich aus den Ueberschriften; wir glauben schliefslich noch hinzufügen zu dürfen, dafs die Berechnung, bei welchen wir die Bruchtheile fortlassen zu dürfen glaubten, eine zuverläfsige genannt werden darf. —

Wir werden nach der Reihe der Bezirke für jeden derselben einige Kreise hervorheben; aus unsern Sanitätstabellen ist außer dem dort angegebenen Verhältnisse der Bevölkerung auch zu ersehen, zu welchem Bezirke jeglicher Kreis gehört, weshalb hier die besondere Anführung derselben unterbleiben wird. Es kommen in den Kreisen:

	Ein Todesfall auf Lebende:	Ein Todesfall an einer unbestimmten Krankheit unter überhaupt Verstorbenen:		Ein Todesfall auf Lebende:	Ein Todesfall an einer unbestimmten Krankheit unter überhaupt Verstorbenen:
Allenstein	25	5	Braunsberg	34	10
Königsberg (Stadtkr.)	31	64	Königsberg (Landkr.)	30	17
Labiau	31	14	Memel	31	6
Ortelsburg	28	5	Friedland	33	16
Angerburg	24	37	Gumbinnen	37	10
Heydekrug	27	5	Tilsit	53	4
Danzig (Stadtkr.)	27	14	Danzig (Landkr.)	25	8
Carthaus	28	4	Marienburg	29	8
Löbau	26	8	Thorn	32	5
Adelnau	35	4	Fraustadt	38	10
Posen	27	5	Wreschen	34	4
Bromberg	28	23	Chodziesen	37	11
Nieder-Barnim	39	21	Ober-Barnim	33	27
Templin	38	13	Prenzlau	34	21
Crossen	44	11	Züllichau	47	12
Friedeberg	34	49	Frankfurt	35	38
Anclam	44	20	Pyritz	32	18
Belgard	30	55	Stolp	37	19

	Ein Todesfall auf Lebende:	Ein Todesfall an einer unbestimmten Krankheit unter überhaupt Verstorbenen:		Ein Todesfall auf Lebende:	Ein Todesfall an einer unbestimmten Krankheit unter überhaupt Verstorbenen:
Franzburg	42	17	Rügen	37	21
Breslau	31	76	Reichenbach	27	25
Waldenburg	27	78	Militsch	32	59
Oppeln	40	9	Pleſs	28	6
Ratibor	28	15	Rybnik	30	25
Liegnitz	30	79	Lauban	26	6
Magdeburg	37	123	Jerichow I.	35	61
Halle	41	61	Zeitz	31	46
Erfurt	45	40	Langensalza	42	36
Münster (Stadtkr.)	40	39	Münster (Landkr.)	45	25
Minden	36	30	Höxter	32	18
Arnsberg	35	10	Wittgenstein	42	7
Cöln (Stadtkr.)	31	412	Cöln (Landkr.)	30	22
Düsseldorf	36	19	Elberfeld	33	534
Coblenz	42	8	Wetzlar	38	10
Berncastel	36	10	Wittlich	38	26
Trier (Stadtkr.)	34	58	Trier (Landkr.)	36	8
Aachen (Stadt)	33	3	Aachen (Landkr.)	34	7

..... „Die Erhaltung des menschlichen Lebens scheint mir fast überall allzusehr aus der Acht gelassen zu sein. Es geschieht etwas, aber nicht genug und hinlänglich...... Alles, was ich an Anstalten in Absicht auf das Leben der Menschen wahrnehme, ist ein Schatten. Eine bessere Vorsorge scheint gleichwohl leicht zu sein.“ Diese Worte, die vor ungefähr anderthalb Jahrhunderten ausgesprochen und wahrlich überzeugend in dem berühmten Werke *), dem sie entlehnt sind, von ihrem Urheber durch die umfangreichsten und ausführlichsten Beobachtungen mathematisch genau begründet worden, sind vergeblich verhallt, — während die lebendige Wirklichkeit unserer gegenwärtigen Zustände ihrem Inhalte ein nur um so lauter sprechendes Zeugnifs der Wahrheit giebt. Dennoch können wir, indem wir unsere Arbeit schliefsen, es nicht unterlassen, ihr unsern besten Wunsch mitzugeben, dafs sie das Ziel, das auch wir uns vorgesetzt, möge fördern helfen, ein Wunsch freilich, dessen besonderes Schicksal von dem allgemeinen, das unserer staatlichen Entwickelung beschieden sein wird, abhängig ist. Die Institution der öffentlichen Gesundheitspflege kann nur in einem Staate, in dem die Grundsätze der freien Entwickelung und der gleichen Berechtigung jedes Menschen herrschen, sich fest erbauen und glücklich gedeihen; in der Hoffnung, dafs ihr ein solches Fundament nicht fehlen würde, haben wir in der Lieferung unseres Materials mit freudigem Muthe einen kleinen Handlangerdienst darbieten wollen. Nach welchen Grundsätzen aber auch bei der Organisation der öffentlichen Gesundheitspflege, wie bei der endlichen Bestimmung über die Medicinalordnung des Landes verfahren werden möge, wir glauben, dafs die Mittheilung der factischen Zustände, die wir in der Darstellung der Sanitätsanstalten geliefert haben, bei der einen, wie bei der andern

*) Die göttliche Ordnung in den Veränderungen des menschlichen Geschlechts, aus der Geburt, dem Tode und der Fortpflanzung erwiesen von Johann Peter Süfsmilch. Berlin 1765. 3te Ausgabe. Theil. I. S. 519 u. ff.

Frage nicht unwillkommen sein werde. — Nicht um beiläufig in eine Beantwortung derselben hier einzugehen, sondern um einen frühern, aus einer unklaren Vorstellung entsprungenen, Irrthum zu berichtigen, an dessen Stelle die, wenn auch kaum begonnene, Erfahrung in dem Leben der jungen Freiheit ein besseres Verständniſs gesetzt hat, erlauben wir uns folgende Bemerkung.

Die Medicinalordung, wenn man hierunter das Gesetz über die Ausübung der Heilkunst versteht, würde die Freiheit der ärztlichen Thätigkeit nur mit der Gefahr, diese selbst in ihrem innersten Wesen zu stören, beschränken können. Während es unter der Herrschaft freier Staatsinstitutionen dem Erfolge der freien Association, sowohl der Aerzte, als des Publicums, überlassen bleiben muſs, daſs die in anarchischer Concurrenz und egoistischer Isolirtheit gewerbsmäſsig betriebene Heilkunst durch eine, innerhalb der freien Association und kraft der freien Selbstbestimmung der Aerzte organisirte, Thätigkeit verdrängt werde, wird die Medicinalordnung nur die Pflichten, welche die Gesellschaft des freien Staates dem Heilpersonal auferlegt und die Rechte, welche die Gesellschaftsklasse der Aerzte nach den Grundsätzen der Selbstverwaltung für die Wahrung der eigenen Interessen beanspruchen darf, festzusetzen haben. Die Stelle, welche in dem Organismus des Staates dem, zur Vertretung der Einzelinteressen berufenen, Organe zukomme, bleibe eben so wie seine besondere Beschaffenheit dahingestellt — in keinem Falle wird die Freiheit der ärztlichen Thätigkeit, oder die individuelle Selbstständigkeit des Arztes unter der Firma der Organisation einem Korporationszwange unterworfen werden dürfen. Nicht die ärztliche Thätigkeit, nicht das Heilpersonal, sondern die Institution der öffentlichen Gesundheitspflege beansprucht von dem Staate ihre endliche und vernünftige Organisation.

Das offene Geständniſs, geirrt zu haben in der Vorstellung von der freien Association zu einer Zeit, in der wir noch das klare Bewufstsein über das Wesen der Freiheit mit der Sehnsucht nach derselben theilen mufsten, wird uns die Entschuldigung für diesen Irrthum erleichtern, zumal wenn man den innigen Zusammenhang erwägt, der zwischen der Ausübung der Heilkunst und dem Zwecke der öffentlichen Gesundheitspflege, die den andern, integrirenden Theil der Medicinalverfassung bildet, ja als der Kern derselben betrachtet werden mufs, besteht. — Wir haben, wie wir in der Einleitung zu dieser Arbeit ausgesprochen, unsere frühere Auffassung über die Pflichten, welche dem Staate, wenn man von dem, durch die medicinische Wissenschaft dargebotenen, Gesichtspunkte ausgeht, den Individuen gegenüber obliegen und die er durch die Institution der öffentlichen Gesundheitspflege zu erfüllen hat, nicht geändert. Möge die Nothwendigkeit einer socialen Organisation derselben — diefs wünschen wir — aus dem zweiten Theile unserer Betrachtungen sich ergeben. Man wolle deshalb aber die, etwa falsch oder gewagt erscheinenden, Schlüsse, die wir aus unsern statistischen Daten gefolgert haben, nicht auf Rechnung einer vorgefafsten Meinung oder Absicht setzen. Wenn der gute Wille vor der Kritik eine nicht stichhaltige Entschuldigung ist, und wenn wir gern zugeben, dafs bessere Kräfte das gewifs mangelhafte Material immerhin besser benutzt hätten, so glauben wir doch durch die angeregten Gesichtspunkte auf die Wichtigkeit statistischer Untersuchungen für unsere Fragen vielleicht nicht ohne einigen Erfolg aufmerksam gemacht zu haben. Die glückliche Entwickelung der medicinischen Statistik hängt, je weniger grade dieser Zweig der socialen Naturwissenschaft die Hilfe bestimmter Einrichtungen des Staates entbehren kann, von der allgemeinen Entwickelung unseres staatlichen Lebens ab. Diese in irgend welcher Richtung hier zu erörtern, scheint nicht angemessen; nur eine mit unserm Thema zusammenhängende Bemerkung sei uns noch gestattet. In der längst angekündigten Einführung von Civilstandsregistern für alle Theile der Monarchie sehen wir die Möglichkeit zu einer eben so wünschenswerthen, wie nothwendigen thatsächlichen Grundlage für eine medicinische Statistik. Von der wirklichen Ausführung und besonders von der speziellen Einrichtung dieser neuen Institution wird es abhängen, ob wir in derselben ein mechanisches Namen- und Zahlenregister, oder ein lebendiges und getreues Bild der socialen Zustände, wie sie durch die mannigfachen Verhältnisse der Wirklichkeit bedingt sind, erhalten werden. Geschieht letzteres, so wird — die Macht des Gedankens selbst aus dem todten Buchstaben neues Leben und neues Heil zu erwecken vermögen. —

FSC
www.fsc.org
MIX
Papier | Fördert
gute Waldnutzung
FSC® C083411

Zeitfracht Medien GmbH
Ferdinand-Jühlke-Straße 7
99095 Erfurt, Deutschland
produktsicherheit@kolibri360.de